民间特色疗法精粹

刘剑锋　李　淳　主编

刘晓丹　尚文业　邢树明　副主编

中医古籍出版社
Publishing House of Ancient Chinese Medical Books

图书在版编目（CIP）数据

民间特色疗法精粹 / 刘剑锋，李淳主编 .—北京：中医古籍出版社，2020.9

ISBN 978-7-5152-2156-4

Ⅰ .①民… Ⅱ .①刘… ②李… Ⅲ .①中医疗法 Ⅳ .① R242

中国版本图书馆 CIP 数据核字（2020）第 157126 号

民间特色疗法精粹

刘剑锋　李　淳　主编

刘晓丹　尚文业　邢树明　副主编

策划编辑　姚　强

责任编辑　李　炎

封面设计　韩博玥

出版发行　中医古籍出版社

社　　址　北京市东城区东直门内南小街 16 号（100700）

电　　话　010-64089446（总编室）010-64002949（发行部）

网　　址　www.zhongyiguji.com.cn

印　　刷　北京市泰锐印刷有限责任公司

开　　本　710mm×1000mm　1/16

印　　张　8.75

字　　数　155 千字

版　　次　2020 年 9 月第 1 版　2020 年 9 月第 1 次印刷

书　　号　ISBN 978-7-5152-2156-4

定　　价　48.00 元

编 委 会

前言

上溯岐黄，下至今朝，中医药文化汇聚沉淀、源远流长，成为中国文化的特色和优势。习近平总书记强调指出：“中医药是我们的国宝，饱含中华优秀传统文化，是文化走出去的一支重要力量，多年来为发展国家间友好合作关系、造福各国人民作出了重要贡献；中医药学凝聚着深邃的哲学智慧和中华民族几千年的健康养生理念及其实践经验，是中国古代科学的瑰宝，也是打开中华文明宝库的钥匙。”

民间中医药是中医文化的重要组成部分，是一支不可忽视的中医力量，因为中医来源于民间，其学成源流与中国传统文化息息相关，而传统文化是社会共有财富，它会在中国大地上随时开花结果。民间中医层出不穷，像取之不尽的泉水源源不断，这是中国传统文化的中医特色，也是全世界的宝贵财富。散落在民间的中医秘验单方和特色疗法，是中医药学伟大宝库中不可或缺的一部分。2017 年 7 月 1 日，我国正式实施《中华人民共和国中医药法》，民间中医的法律地位得到了进一步保障。随着国家对中医药的重视，越来越多的人去走访民间中医，去向他们探讨学习，抓紧挖掘和整理这些民间宝贵的中医药财富，使之服务于广大群众，已经形成了全社会传承和弘扬中医药文化的新气象。

国医大师孙光荣说："中医特色优势决定传承的必要性、重要性。唯有传承，才能保有中医药学的特色优势；唯有传承，才能保有中华文化的基因与命脉。"民间中医传承刻不容缓，本书收集了20位民间中医的治病经验和方法，以及他们对中医的认识，希望对大家能有所启发。

本书按照相应的治疗方法，分为内治法篇、外治法篇和特色诊法篇，最后附有心得感悟篇，记录了两位民间中医师在自学中医过程中的心得感悟，希望能对有志于从事中医临床的人士有所启发。

本书编写历时一年，并经反复修订，但由于编者经验不足等多方面原因，尚存不足，在此，期望广大读者能将宝贵建议及时反馈给我们，以便再版时修订提高。

编者

2020年5月

目录

内治法篇

外治法篇

特色诊法篇

心得感悟篇

内治法篇

内治法的应用非常广泛，是中医治疗疾病的主要方法之一，既可在临床上单独使用，又可根据病情和外治法配合使用，二者相得益彰，能收到更好的临床疗效。本篇从中药疗法、民族医疗法、针药结合疗法几个方面来介绍六位民间医生的治病经验。

按语：刘前林曾跟随多位中医大家学习，深刻体会认知到中医辨证施治的原理：治病先治血，血通病自灭，血不通则瘀阻，瘀阻则痛，痛则不通，通则不痛。他用学得的知识，将祖传医方进行了改进，最终形成了一系列行之有效的治疗胃肠病的良方。

治疗胃肠病的验方

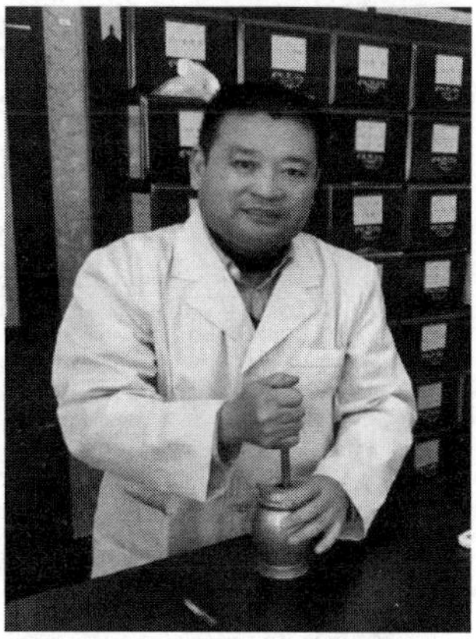

刘前林，江苏省邳州市人，1963年出生。2001年至今，在邳州市第四人民医院工作。刘前林16岁时热衷习武健身，又喜以摩托车代步，常于大汗中顶风快骑，以求凉爽刺激，致寒凉入体，重时竟致不能进食，身不能动，几经求医，竟未得治。刘父遂想起家中所藏医书，据传为刘完素后人代代密传之医籍。父亲从书中寻得医胃治骨医方，按方用药月余，刘前林竟然胃骨皆愈。刘前林对治疗效果感到震惊之余，心想如此有用之医方应该出世帮助更多的人，遂立志从医。先后拜少林寺素法大师、药师道人张熙耕、蒙山赵氏第五代传人赵庆珍、宿北中医牛绍宗、苍山名医宋声良、邳州市第四人民医院院长陈刚辉为师，精修医术。

一、概述

胃肠病主要指一般炎症性胃肠道疾病（急、慢性胃炎，急、慢性阑尾炎等）、消化性溃疡、胃癌、食道癌、大肠癌及肠易激综合征等。现今，胃肠道疾病发病率相当高，在我国素有“十人九胃病”的说法。病程较长、治疗较难、反复发作等均是胃肠道疾病的特点。

二、病因

（1）饮食因素：饮食不规律导致胃的蠕动功能紊乱，促进了胃液的分泌，久而久之导致胃炎或胃溃疡。

（2）病理性因素：如消化不良、胃炎、胃溃疡、急性胃肠炎等。

（3）精神因素：不良情绪可以通过大脑皮层作用导致下丘脑功能紊乱，从而影响胃肠道功能，导致胃肠功能紊乱。

三、临床表现及并发症

1. 临床表现

胃肠道疾病的临床表现以胃肠道症状为主。胃病患者多表现有反酸、嗳气、厌食、恶心、呕吐、剑突下有灼热感、食后饱胀、上腹不适或疼痛，每遇情绪变化则症状加重。肠病患者常有腹痛、腹胀、肠鸣、腹泻和便秘等症状，左下腹痛时可扪及条索状肿物，腹痛常因进食或冷饮而加重，排便、排气、灌肠后减轻；腹痛常伴有腹胀、排便不畅感或排便次数增加，粪便可稀可干。胃肠道疾病起病大多缓慢，病程常经年累月，呈持续性或反复发作。

2. 并发症

严重营养不良、厌食。

四、治疗验方

1. 药物组成

木香 36g，砂仁 40g，豆蔻 38g，延胡索 40g，乳香 48g，没药 48g，川楝子 36g。

2. 取材介绍

（1）木香：性味辛、苦，温，归脾、胃、大肠、三焦、胆经。

功能主治：行气止痛，健脾消食。用于胸脘胀痛，泻痢后重，食积不消，不思饮食。煨木香可实肠止泻，用于泄泻腹痛。

（2）砂仁：性味辛，温，归脾、胃、肾经。

功能主治：化湿开胃，温脾止泻，理气安胎。用于湿浊中阻，脘痞不饥，脾胃虚寒，呕吐泄泻，妊娠恶阻，胎动不安。

（3）豆蔻：性味辛，温，归肺、脾、胃经。

功能主治：化湿消痞，行气温中，开胃消食。用于湿浊中阻，不思饮食，湿温初起，胸闷不饥，寒湿呕逆，胸腹胀痛，食积不消。

（4）延胡索：性味辛、苦，温，归肝、脾经。辛散苦泄温通，入血分而活血化瘀，走气分而行气止痛，为血中之气药，止痛之佳品，故《本草纲目》言其“活血利气，止痛，通小便”。

功能主治：活血，利气，止痛。用于因血瘀气滞而致的胸胁、脘腹疼痛，经闭痛经，产后瘀阻，跌扑肿痛。

（5）乳香：性味辛、苦，温，归心、肝、脾经。

功能主治：活血行气，通经止痛，消肿生肌。用于心腹疼痛，风湿痹痛，经闭痛经，跌打瘀痛，痈疽肿毒，肠痈，疮溃不敛；外用可消肿生肌。

（6）没药：性味苦，平，归肝、脾、心、肾经。

功能主治：活血止痛，消肿生肌。用于胸腹瘀痛，痛经经闭，癥瘕，跌打损伤，痈肿疮疡，肠痈，目赤肿痛。

（7）川楝子：性味苦、寒，有小毒，归肝、小肠、膀胱经。

功能主治：疏肝泄热，行气止痛，杀虫。用于脘腹胁肋疼痛，疝气疼痛，虫积腹痛，头癣。

3. 使用方法

每日服 3 次，每次 3g，30 天为一个疗程，冲粉内服，治愈即止。

4. 临床应用及注意事项

（1）一般炎症性胃肠道疾病、消化性溃疡等胃肠系统疾患。

（2）服药期间忌辛辣冷。

（3）孕妇忌服。

5. 疗效标准

临床治愈：症状、体征消失，功能恢复正常，停药半年无复发；显效：症状、体征基本消失，功能部分恢复；有效：症状、体征均有改善；无效：症状、体征、功能无改善。

6. 食疗方

脾胃虚弱患者若不愿意吃中药调理，可尝试一个有效改善脾胃功能的食疗方：莲子、山药是补脾胃的良药，薏苡仁有除湿的功效，能减轻脾的负担。这三样食材等比例配米煮粥同食，能补脾胃。

五、病案举例

病例一：冯 ×，江苏省邳州市陈楼镇丁庄村人。患结肠炎多年，四处求医，只稍许缓解，仍反复发作。初诊时，身体消瘦，左下腹隐隐作痛并伴绞痛、拉肚子。自述便中有泡沫、脓血，气味特别臭，全身乏力，几年不敢出远门。刘大夫先开药一剂，让其试服，一个月后复诊，冯 × 面色红润，自述疼痛减轻，虽仍隐隐作痛，但不怎么拉肚子了。胃无不良反应，继续服药，一个半月后复诊，冯 × 体重增加十余斤，谈笑风生，自信满满，临床治愈，叮嘱她继续吃完剩余的药，再未来诊。

病例二：冯 ××，江苏省邳州市陈楼镇丁庄村人。骨瘦如柴，脱发严重，空腹胃微痛，吃饱后大概一小时就开始痛，吃得越多痛得越厉害，还伴有便秘，便中时有黑色，诊断为严重胃溃疡。刘大夫开了三个疗程中药，叮嘱她温水内服。不到两周，冯 ×× 胃痛得到明显缓解，两个月后，面色红润，身上有了力气，体重增加十余斤，基本临床治愈，至今无复发。

病例三：马 ××，男，51 岁，江苏省南京市人，建筑工人。患胃病多年，主要症状为胃痛、胃酸重，饭前饭后经常打嗝不止。到刘大夫处就诊，服了三个疗程中药，临床治愈。

按语：张鹰依据中医传统医药理论和现代医学理论，深入研究了多种中药材的药理、药性以及各种药材之间的协同作用，研制出一组用于治疗骨关节病的验方。

治疗骨关节病的验方

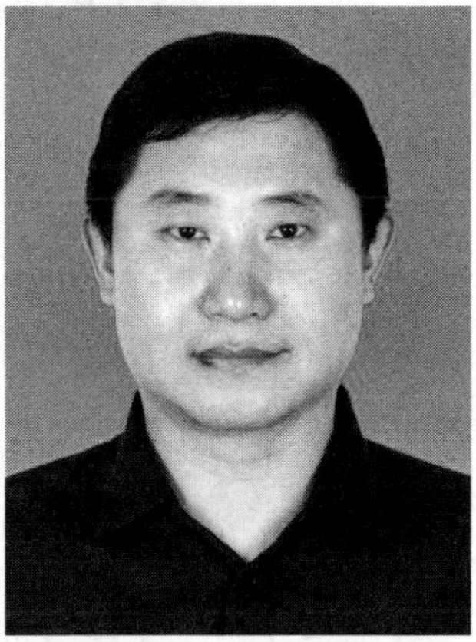

张鹰，辽宁省沈阳市人，1973年出生，1994年毕业于辽宁省阜新市卫生学校，中医专业。二十多年来阅读了大量的中医经典著作和相关教材，并到各地拜访名师，切磋学习，交流贯通，苦心钻研胃肠病和骨关节病的治疗方法，经过多年理论与实践的累积，逐渐形成了自己的心得疗法。

张鹰祖籍辽南山区，爷爷因为肺病早逝，家中农耕劳作和抚养五个孩子的重担全部落在奶奶一人身上，长年重负荷的劳作使得奶奶积劳成疾，四十多岁便患上佝偻病，并且胃疾严重，呃逆不止，虽四处求医，仍不见好。奶奶虽身患疾痛，却始终和善对待家人，尤其疼爱孙子张鹰。人有旦夕祸福，2005年奶奶在饱受了病痛的折磨之后与世长辞。张鹰痛定思痛，立志苦修医术，决心要为如奶奶一样饱受疾病折磨的人解除痛苦。

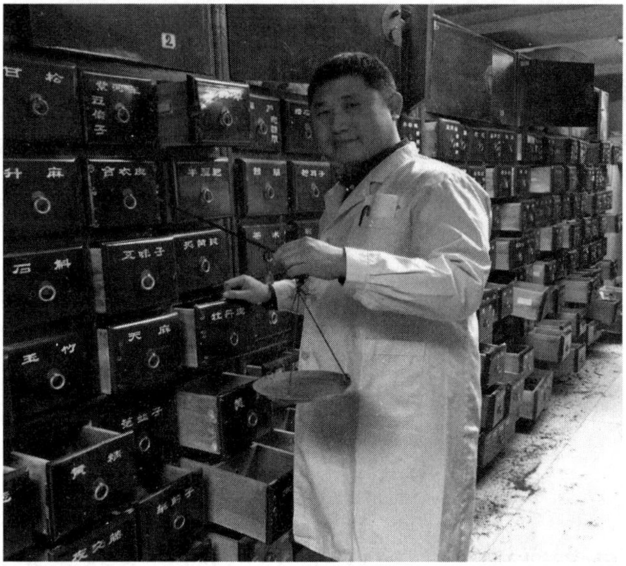

一、概述

增生性骨关节病是指由于关节退行性病变，以致关节软骨被破坏而引起的慢性关节病，又称退化性关节炎、骨关节炎及肥大性关节炎等。

二、临床表现及并发症

1. 临床表现

起病缓慢，无全身症状，患者多为 50 岁以上的中老年人。既有多关节发病者，也有单关节发病者。受累关节可有持续性隐痛，活动增加时加重，休息后好转；疼痛常不严重，气压降低时加重，与气候变化有关；也有急性疼痛发作，伴有关节僵硬感，偶见关节内有摩擦音；久坐后关节僵硬加重，稍活动后好转，称之为“休息痛”；疾病后期关节肿胀、增大及活动受限，很少完全强直，一般表现为骨阻滞症。

2. 并发症

关节内游离体及创伤性滑膜炎。

三、鉴别诊断

1. 急性风湿热

发病急，全身症状重，持续时间短。关节表面皮肤呈红、肿、热；受累关节疼痛、压痛，为游走性，无关节功能障碍；多伴发心脏病变；X 线检查无变化。

2. 类风湿关节炎

多发于 20 ～ 50 岁。呈急性发作，全身症状较轻，持续时间长；受累关节多对称或多发，不侵犯远端指间关节；关节早期肿胀呈梭形，晚期功能障碍及强直畸形；X 线检查局部或全身骨质疏松，关节面吸收骨性愈合；实验室检查血沉快，类风湿因子阳性。

3. 强直性脊柱炎

多发于 15 ～ 30 岁男性。发病缓慢，间歇疼痛。多关节受累，脊柱活动受限，关节畸形；X 线检查骶髂关节间隙狭窄、模糊，脊柱韧带钙化，呈竹节状改变；实验室检查血沉快或正常，人类白细胞抗原为阳性，类风湿因子多阴性。

四、治疗

（一）西医治疗

本病最重要、最基本的治疗方法是减少关节的负重和过度的大幅度活动，爱惜患病关节，以延缓病变的进程。肥胖者应减轻体重，以减少关节的负担；下肢关节有病变可用拐杖或手杖，以减轻关节的负担，还可以做理疗及进行适当的锻炼，以保持关节的活动范围，必要时可使用夹板、支具及手杖等，有助于控制急性期症状。消炎镇痛药物可减轻或控制症状，但不能改变病变的进展，只是在急性疼痛发作期间起治标作用，应在评估风险因素后慎重使用且不宜长期服用。软骨保护剂如硫酸氨基葡萄糖具有缓解症状和改善功能的作用，长期服用可以延缓疾病的结构性进展。对晚期病例，在全身状况能耐受手术的条件下，行人工关节置换术是公认的消除疼痛、矫正畸形、改善功能的有效方法，可以提高患者的生活质量。

（二）中医治疗

这里重点介绍一个治疗骨关节病的中药验方，共七味中药，分别是乌梢蛇、威灵仙、当归、骨碎补、血竭、老鹳草、防风。

1. 中药介绍

（1）乌梢蛇：性味甘，平，归肺、脾、肝经。

具有祛风湿、通经络、止痉的功效。主治风湿顽痹，肌肤麻木，筋脉拘挛，肢体瘫痪，破伤风，麻风，风疹疥癣。

（2）威灵仙：性味辛、咸，温，归膀胱经。

《本草纲目》中记载“威言其性猛，灵仙言其功神也”。它本为花色艳丽的铁线莲根部，由于出自江南古寺威灵寺，有化兽骨和祛风湿的故事传说，治病更像仙草一样灵验，因而得名。威灵仙辛散温通，其性善走，既祛表风，又化里湿，通经达络，可导可宣，具有祛风湿、通经络、消痰涎、散癖积的功效，主治风湿痹痛，尤其对治疗腰腿疼痛和关节炎有非常好的疗效；主治痛风，顽痹，腰膝冷痛，脚气，疟疾，癥瘕积聚，破伤风，扁桃体炎，诸骨鲠咽。

（3）当归：性味甘、辛，温，归肝、心、脾经。

为血中圣药，具有补血活血，调经止痛，润肠通便的功效。主治血虚萎黄，眩晕心悸，月经不调，经闭痛经，虚寒腹痛，肠燥便秘，风湿痹痛，跌仆损伤，痈疽疮疡。酒当归活血通经，用于经闭痛经，风湿痹痛，跌仆损伤。

（4）骨碎补：性味苦，温，归肾、肝经。

具有补肾、接骨、活血止痛的功效，以其入肾治骨，能治骨伤碎而得名。能补肾强骨，活血散瘀，消肿止痛，续伤止痛，续筋接骨，用于肾虚腰痛，耳鸣耳聋，牙齿松动，跌仆闪挫，筋骨折伤，外治斑秃、白癜风。

（5）血竭：性味甘、咸，平，归心、肝经。

活血散瘀，定痛止血，生肌敛疮。主治跌仆折损，内伤瘀痛，外伤出血不止。

（6）老鹳草：性味苦、微辛，温，归肝、肾、大肠经。

祛风通络，清热燥湿，强筋活血。主治风湿痹痛，麻木拘挛，筋骨酸痛，泄泻痢疾。

（7）防风：性味辛、甘，温，归膀胱、肝、脾经。

祛风解表，常用于治疗风寒感冒，这里取其对于肌体遭受风邪侵袭的防御治疗功效。主治感冒头痛，风湿痹痛，风疹瘙痒，破伤风。

2. 用法

乌梢蛇 1 条，威灵仙 72g，当归、骨碎补、血竭、老鹳草、防风各 36g，此为一个月用量。将七种药材混合捣碎，碾压成细末，过筛。每次取 3g，开水冲服，日服两次。轻症服用一个月即可好转，重症服用三四个月。

3. 功效

活血，通络，止痛，补肾强筋，祛风除湿。

4. 临床应用

主要用于治疗骨关节积水、骨质增生、骨刺、股骨头坏死、麻木、坐骨神经痛、颈腰椎间盘突出症等骨关节病。骨关节尚未钙化者，此药方治愈率极高，且复发率极低。

5. 疗效标准

临床治愈：症状、体征消失，功能恢复正常，停药半年无复发；显效：症状、体征基本消失，功能部分恢复；有效：症状、体征均有改善；无效：症状、体征、功能无改善。

6. 注意事项

（1）忌辛辣冷等刺激性饮食。

（2）孕妇忌服。

7. 方法特色

（1）本药方能迅速止疼，祛风除湿，活血散瘀，强骨生肌，使增生彻底软化，对骨关节病的疼痛、积水、骨质增生、骨刺、股骨头坏死、麻木，颈腰间盘突出、坐骨神经痛具有独特的疗效。

（2）本药方重视调和整体气血，通过调整整体血液循环来达到治疗局部病变的功效，既病防变，可以快速高效地修复骨质，恢复机体功能，治好后不易复发。

（3）本药方取材安全，没有使用含毒性药材。

（4）对胃肠的刺激也不大，稍加注意即可。

8. 辅助治疗方法

（1）经络疏通：通气血，促进药物吸收，更好发挥功效，增强修复速度。

（2）针灸：可通经活血并有止痛作用，可消除局部的水肿和炎症，对骨关节病具有很好的辅助治疗作用。

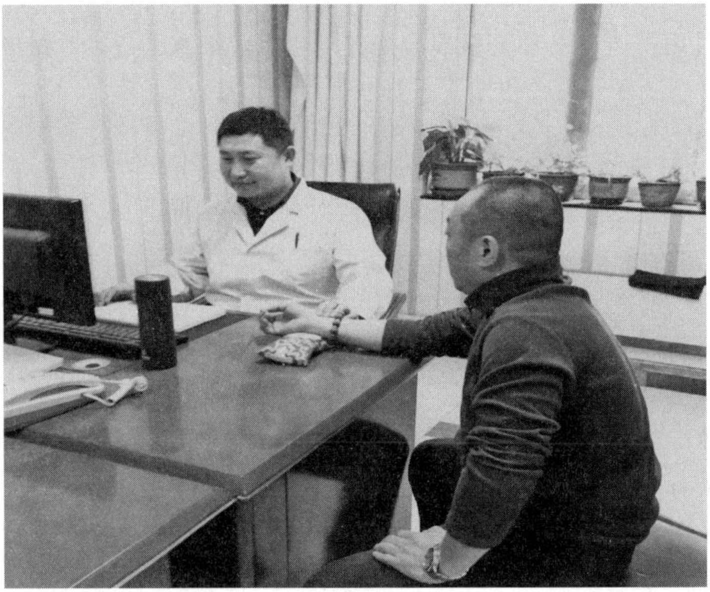

五、病案举例

病例一：姚×，男，1981年出生，山东省兰岭县人，农民。2002年12月初，双腿麻木，在山东枣庄某骨科医院拍片确诊为腰椎第4、5节突出，椎管狭窄，入院经针刀治疗半个月，疼痛没有得到缓解，严重时不能侧卧，不能平躺，不能行走。2013年正月初八，由爱人和朋友搀扶到诊室，采用按摩针灸火罐加内服中药，疼痛缓解。一个月后独用此方，渐能独自站立行走，生活能够自理。三个月后临床症状消失，基本治愈，又拿了两个月药巩固，吃了一个半月后，有想呕吐现象，即停止服药，至今未再复发。

病例二：张×，男，江苏省邳州市运河镇李口村人，农民。强直性脊柱炎，病史16年，无法行走。刚来时，只是说想解决下疼痛，做了拔罐按摩，舒服了一些。了解到他的脊椎各关节尚未钙化，让其先服用中药，他坚决不相信一个药方能够治好，但是愿意尝试一下。不到一个月，他就又来了，很高兴地说，身上不那么疼痛了，叮嘱他去拍片对比观察，结果他拿了三个月的药走了。大概四个月后再来复诊，说家里农活繁忙，见有好转就没去拍片，现在浑身结实且恢复农耕劳动。至今五年未再复发。

病例三：刘××，辽宁人，54 岁，瘦弱，维修工人，经常值夜班。腰椎间盘第 3、4 节突出，痛时无法直腰，尝试过很多药方，效果不明显，经常依靠按摩推拿等多种方式缓解疼痛，但疗效不能持久。后经人介绍前来看诊，即服此方，一周后已可直腰，疼痛大减。但服药中胃有不适，二诊又略做调整，加暖胃护胃措施后，续服 20 余天，临床症状治愈，随访至今未再复发。

按语：王国友根据皮肤病学关于白疕治疗的临床总结，并且结合自己的临床实践，从中西医两个方面对白疕做了全面的钻研。

白疕的预防与治疗

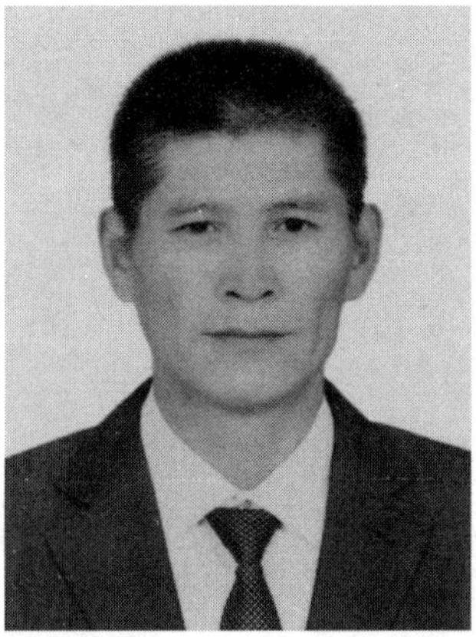

王国友，1965年出生，黑龙江省宁安市人，热爱文学与中医。1983年服役于黑龙江省松花江武警支队，1986年入职宁安市五金公司业务办，1991年成为黑龙江省音乐文学学会会员、牡丹江市作家协会会员，1997年受聘为牡丹江市《镜泊风》杂志社编辑记者，有多篇文学作品获奖。

王国友自幼接触中医，母亲是当地草医，经常为乡邻治疗一些妇科常见病和痈疽疮疡。1999年放弃文学创作和编辑记者工作，开始认真学习中医，多方阅读名家医著。2008年在牡丹江刘桂范中医内科诊所修习脉诊和家传秘方的临床使用。从1999年至2018年间，多次参加传统中药炮制班、中医药非物质文化遗产临床技术培训班、国医名医传统技术精粹传承班，虚心向吴中朝、金伯华、朱云龙、刘文龙等三十多位名医求教。对白疕的治疗形成了一套行之有效的疗法。

一、概述

白疕属于丘疹红斑鳞屑性皮肤病的一种。西医叫银屑病，俗称牛皮癣，古籍称白疕风。

二、病因病机

白疕的病因主要有三：一是情志郁久化火，伏于营血熏灼血络；二是过食肥甘厚味、腥荤动风之品，而致浊阴凝滞、肌腠不清；三是内热与外邪合积于体表而成。白疕或因血热不解、郁火再生或与外邪相合，或因体内湿浊黏腻壅塞肌腠，导致郁火亢盛，亢盛之火造成血热血燥之实，而成燥痒型白疕；或热与痰湿互结而成湿热型白疕，或发展严重或用药不当造成白疕性红皮病，或热伤关节而成白疕性关节炎。白疕若在急症期或初次发作期不能得到妥善有效的治疗，或治疗后调理不够坚决彻底，很容易反复发作、缠绵难愈。

三、临床表现

白疕急性发作期皮疹如米粒般大小，红斑鲜艳，鳞屑凸起。初次发作期（急症期延后者）继发为点滴状，红斑覆盖一层鳞屑，抓挠屑起，奇痒钻心。此时刮下鳞屑，可见基底有如薄膜样的基质，刮下基质可见一个或多个针尖样的出血点，这也是诊断白疕的要点。而白疕进行期的临床表现，红斑则如硬币般大小，或斑块连接成片，此时患者的血虚血燥较为明显。静止期皮损斑块呈地图状，皮肤暗淡无光泽，患者血瘀症状明显，此时治疗当以行气破血为主。消退期皮损呈环状或半环状，部分皮疹鳞屑较厚，貌似海螺壳，此时患者已恢复抗病能力，治疗需养血行气。

白疕可在身体的任何部位对称发生。对称发生是白疕诊断的另一要点，且好发于大关节部位，如膝盖、肘关节，以及身体其他部位，如腰部、颈部、头部等，有的甚至泛滥到全身。部分患者发病前有感冒发烧、咽喉痛、扁桃体发炎等病史。少数病人的指甲、趾甲于发病前出现多个点状凹陷点，如针鼻儿般大小，俗称顶针指。春秋两季发病率较高，春天阳气生发，血虚之人易内火偏盛；秋燥伤肺，肺主皮毛，若加之素体伤阴，皆可诱发白疕。

四、分型论治

白疕的形成过程，即内热不得宣、外燥不得解的过程。热壅血络则发红斑，风燥热盛则起皮疹，肌肤失养则生鳞屑，风邪客表则奇痒如匕，肌腠不清则疕毒难除。血虚血热、血燥血瘀、肌腠壅塞、血络不通是本病的共同点。本着“病在外必求于内”的治疗原则，内治当以凉血活血、养血疏风、破瘀补血、增液解毒、调和阴阳、养血荣肤等为调理方向；外治当以柔肌腠、清血络、透鬼门、散血瘀、宣内热、扶助人体自愈力为主。

白疕大体可分为血热型、血燥型、血瘀型、湿热型、白疕性红皮病、白疕性关节炎。治疗可结合临床实际，采取口服配合外用，辅以物理疗法，以安全有效、治病效果明显、降低复发率为治疗准则。

内治法：仙方活命饮、清营解毒汤、凉血活血汤、养血润肤汤、止痒合剂、独活寄生汤、乌蛇荣皮汤等常用经验方。侧重于养血、行气、荣肤。病在头面，宜用花类药，取其清扬上达之性，如凉血五花汤加减；病在下肢者，宜用根类药，如凉血五根汤加减。

外治法、物理疗法和补充疗法：白疕的病机病理即热入营血，伤及血络，造成皮肤干燥失养。药物疗法需凉血活血、养血行气、祛湿化痰、破血散瘀、清营解毒、荣养肌肤等，配合外用洗剂和膏剂可快速修复皮损，如黑豆馏油、玉黄膏、京红膏、雄黄解毒液、褚桃叶、侧柏叶等。损伤的血络和肌肤要恢复到患病前的健康水平，还应配合中医物理疗法和补充疗法，能起到事半功倍的效果。触诊可知，患者肌腠板结，血络僵紧，皮下有结节或条索或包块，可用传统按揉手法软坚散结，用刮痧走罐打开结节、条索、包块，或采用现代中医脉冲原理贯通经脉，重点疏通病灶点周围。根据皮肤科专家李定忠老先生几十年的临床观察，很多皮肤病是顺经发展的，用环挑针法或其他物理疗法，同样能收到明显的效果。再配合补充疗法如药膜导入法拔出热毒，临床效果倍增，并补充以抗异体蛋白过敏的食品，复发率明显降低。

根据皮肤病学关于白疕治疗的临床总结，再结合临床实践和对白疕的物理疗法与补充疗法的观察体会，分型治疗如下。

1. 血热型

新生皮疹不断出现，皮肤潮红鲜艳，表皮易脱落，基底有出血点；口干舌燥，心烦易怒，大便干，小便黄；舌质红、黄、腻，脉弦或滑数。

临床基本用药：生地黄 30g，生槐花 30g，白茅根 30g，鸡血藤 30g，紫草根 15g，赤芍 15g，丹参 15g。

2. 血燥型

病程较久，皮疹部分消退，红斑色淡，血络瘀滞；舌质淡红，脉缓或沉细。

临床基本用药：鸡血藤 30g，当归 15g，丹参 15g，生地黄 30g，天冬 10g，麦冬 10g，土茯苓 30g，蜂房 15g。

3. 血瘀型

皮损肥厚，颜色暗红；舌质发紫，或见瘀点或瘀斑；脉涩，或脉缓，或沉细；经脉阻滞，气血凝结。

临床基本用药：三棱 15g，莪术 15g，桃仁 15g，红花 15g，鸡血藤 30g，鬼箭羽 30g，白花蛇舌草 15g，陈皮 10g。

4. 血热夹湿型

有脓疱渗出液，细小而密集，有烧灼感；有局部发生者，也有全身糜烂者，可反复出现；为湿热蕴久，兼感毒邪而发。

临床基本用药：水牛角 6g，生地黄 15g，丹皮 15g，白茅根 30g，金银花 30g，连翘 15g，大青叶 15g，薏苡仁 20g，苦参 10g，滑石 15g，白鲜皮 30g。

5. 白疕性红皮病

一是白疕发展严重所致，二是治疗不当而至病情蔓延全身。

临床基本用药：水牛角 12g，生栀子 6g，川黄连 3g，金银花 30g，连翘 15g，蒲公英 15g，生地黄 30g，白茅根 30g，丹皮 15g，石斛 15g，玉竹 15g，麦冬 10g。

6. 白疕性关节炎

属湿热型，主要侵犯手足小关节，严重时可侵犯到膝盖、脚踝、脊柱等大关节，造成关节肿痛变形，甚至丧失活动功能，多因风湿热毒痹阻经络所致。

临床基本用药：秦艽 10g，防风 10g，桑枝 30g，独活 10g，威灵仙 10g，白鲜皮 15g，土茯苓 15g，当归 10g，赤芍 10g，鸡血藤 15g，牛膝 10g。

五、注意事项

1. 准确诊断

对于白疕的确认、分型要准确到位，不能出现分型误判；治疗方法应根据患者体质和耐受程度做个体评估。

2. 安全用药

尽量不使用汞制剂，如需使用，必须探明患者的耐受性。紧急期过后，立刻换掉汞制剂。如患者属于汞制剂过敏者，则不可使用。并应配合物理疗法和补充疗法，确保临床疗效显著。

3. 慎用中药

（1）黄芪：能推动气血抵达皮表，但也有紧闭毛孔（实表）的作用，如使用不当会适得其反。

（2）狼毒：做洗剂比较安全，口服用量不超过 3g。

（3）麻黄：谨慎使用，配合桂枝，见汗则止。

（4）半夏：燥湿的作用比较峻猛，因其性燥，可换成药效平和的药物，如紫苏子。

（5）制附子：白疕患者往往血虚热燥，不适合用制附子。因制附子虽有温阳化气的功能，但也有补火劫阴的作用。

六、愈后调理

白疕消退后，因血络热灼受伤，皮肤一时难以恢复到健康有弹性的状态。可选择内调，进食一些清淡养血不上火的食物，如五行八宝粥、什锦类菜肴等，忌食牛羊肉或海鲜类等湿浊较重的食物。每日补充适量的硒类食物，可提高机体抗病能力，保持良好的精神状态和生活规律，拔除劣根，自觉维护身体健康，从此告别白疕。

七、病案举例

病例一：血燥兼有血瘀型白疕

刘×，北京市丰台区人，去厦门旅游时认识王大夫。64 岁，患白疕 41 年。头上鳞屑如雪屑，燥症明显，腿上斑块瘀紫，上身血虚有热，下肢血瘀有寒。口服凉血止痒润肤合剂，下肢采用中药热敷疗法，以物理疗法打通臀部交通，使上肢与下肢阴阳调和。剃掉头发，导入药膜，打通头部与颈肩经脉。并用八珍汤善后，一个月治愈。该患者配合治疗，每天 10 点钟准时睡觉，一日三餐荤素搭配合理，治疗期间物理疗法从未间断。

病例二：血热夹湿型白疕

崔 ×，北京市大兴区榆垡镇人。2018 年 2 月春节过后，小崔开始手掌脱皮，手背斑点鲜艳，奇痒。医院诊断为银屑病。医院开的药效果不明显，个人诊所用药也达不到治愈要求。小崔在银行做理财工作，每天要与客户握手，可是每次与客户握手时，都能感到客户的芥蒂心理。王大夫告诉小崔，春天这个时期，皮肤病会突如其来，老毛病还容易复发。因为春节期间肥甘厚味吃多了，加之春天阳气生发，贪玩熬夜又消磨心阴，都会诱发皮肤病。小崔提出一个要求，希望能快点治好。因为工作中要握手，可是这个毛病把自己搞得很尴尬。王大夫让其试试中药，如果不过敏，效果还算快。口服、外用加物理疗法，三天时间，崔 × 的手掌手背光滑如初。再用凉血活血汤加桂枝、姜黄调理半个月，圆满收工。

> **按语**：脾胃为后天之本，只要脾胃好，不愁没有健康长寿。魏凤玉用食药一体调理的方法，配合针灸、推拿点穴法进行脾胃治疗，起到了很好的效果。

食药一体调理脾胃之验方

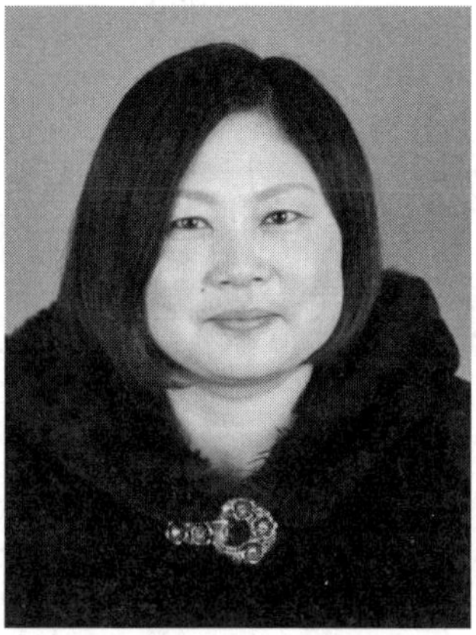

魏凤玉，女，汉族，生于1976年，吉林省公主岭市人。致力于未病先防、老慢性病疗法，擅长食与药合理搭配调理脾胃，并配合针灸、推拿点穴法进行慢性病治疗，效果独到、无副作用，受到患者的广泛好评。

一、概述

内调和外治同时进行。内调根据中医四诊，辨证取因，调理脾胃的正常功能，对患者进行合理用药；外治打通经络，促进气血运行。内外相互为用，共同解决疾病之根源，进行脾胃的调理，使脾胃恢复自然的功能，增强身体免疫功能，加强自身调理能力，达到有病治病、无病防病、提前防护的目的。

二、特色

首先，从治疗上看，营养粉不但能调理疾病，而且能提高人体免疫力，预防其他疾病的发生，如胃痛、胃胀、胃酸、呕吐、泄泻、便秘等，而且营养粉容易吸收，味道口感都比汤药好，用药方便，价格低廉，适宜所有人群服用。

其次，此治法补后天，强元阳。脾胃乃元气之府，无所伤始能滋养元气；若伤脾胃之气，则元气不能充，而诸病之所由生。脾胃乃人体气机升降运动之枢纽、后天之本、气血生化之源，所以治疗要先从脾胃调理开始。

三、治疗方法

（一）内治用药

内调采取五谷为养、五行对五脏、五色入五脏的天然方法，所选用的药材都是无毒中药且价格低廉，适合日常健康调护。

1. 山药

性味归经：甘，平。归脾、肺、肾经。

功效：健脾益胃，助消化，滋胃益精，润肺止咳。

应用：据古籍记载，山药有“聪耳明目”“不饥延年”的功效，对人体健康非常有益。山药价格低廉，但营养价值很高，身体虚弱或大病初愈的人多吃山药能够滋补身体，降低血糖，延年益寿。

2. 薏苡仁

性味归经：甘、淡，微寒。归脾、肺、胃经。

功效：健脾止泻，利尿消肿，补肺止渴。

应用：排毒抗癌圣品。薏苡仁的营养价值很高，被誉为“世界禾本科植物之王”，对久病体虚、病后恢复期患者、老人、产妇、儿童都是很好的药用食材。薏苡仁含有薏苡仁酯，能抑制文氏腹水癌细胞，薏苡仁根中所含的薏苡仁醇可降压、利尿解热、增强肾功能，能够缓解食少、腹胀。

3. 芡实

性味归经：甘、涩，平。归脾、肾经。

功效：补中益气，防癌抗癌，防衰延寿。

应用：芡实是健脾、益胃、补肾的首选，自古就被作为永葆青春活力、防止未老先衰之食物。芡实能治脱症和漏症，可防止气血流失，对长期腹泻、下利清谷、遗精滑脱、夜尿频多、无法安睡、腰膝疼痛、去除脾胃中的湿痰都有神奇的功效。

4. 莲子

性味归经：甘、涩，平。归脾、肾、心经。

功效：防癌抗癌，降压，强心安神，滋养补虚，止遗涩精，清心，祛斑。

应用：清热解毒，止咳化痰。莲子在养心安神、健脑益智、消除疲劳等方面具药用价值。

5. 茯苓

又称玉灵、茯灵、万灵桂、茯菟。自古便被列为“中药八珍”之一，早在《神农本草经》中就被列为上品。古人称茯苓为“四时神药”。

性味归经：甘、淡，平。归心、脾、肾经。

功效：利尿渗湿，补肺脾，化痰湿，养心安神，抗癌。

应用：可以和各种药物配伍，能宁心益脾补胃，以其有形之水行无形之气，利水行气，起阴以从阳，而阳以化阴，俾清升浊降，外达下行，而心、脾、肾三脏得以补益也。

6. 鸡内金

性味归经：甘，平。归脾、胃、小肠、膀胱经。

功效：强消化，调积食，补脾胃，消结石，祛湿热。

应用：以形补形，健胃金药。鸡内金中含有瓷石、铜，皆能助消化，善化痰积。

7. 饴糖

性味归经：甘，温、无毒。归胃、肺、脾经。

功效：补脾益气，缓急止痛，润肺止咳，粘裹异物。

应用：用于脾胃虚弱、虚寒腹痛、肺虚咳喘、误吞异物等症。

使用注意：湿热内蕴、中满吐逆、痰热咳嗽、小儿疳积者忌用，秘结、牙露、赤目、疳病者切忌用之。

8. 冰糖

性味归经：平。入肺、脾经。

功效：补中益气，和胃润肺，清心泻火，清热除烦，祛脂降压。

应用：养阴生津、润肺止咳，对肺燥咳嗽、平咳无痰、咯痰带血都有很好的辅助治疗作用；能够消除血液中的热毒，生津止渴，润喉去燥，使人清爽舒适；能够使血压更易控制，并使毛细血管扩张，血液黏稠度降低，微循环改善。

使用注意：患高血压、动脉硬化、冠心病者，以及孕妇、儿童应少食；糖尿病、高血糖患者必须忌食。

9. 玫瑰花

性味归经：甘、微苦，微温。归肝、脾、胃经。

功效：理气解郁，健脾降火，和血散瘀。

应用：能治腹中冷痛，胃脘积寒，顺行血气，安神通便，降火气；可调理气血，促进血液循环，活血化瘀；能改善睡眠，调口臭；可减肥，美白皮肤，调理月经、痛经；能祛斑防皱，改善便秘，美容养颜。

10. 白菊花

性味归经：甘、苦，微寒。归肝、肺经。

功效：春暖祛湿，夏暑解渴。

应用：可清热解毒，用于风热感冒，发热头痛，目赤昏花；可疏风清热，清肝泻火，兼能益阴明目，用于眩晕惊风。

11. 西洋参

性味归经：甘，微苦。归心、肺、肾经。

功效：补气养阴，清热生津。

应用：用于气虚阴亏，内热咳喘，虚热烦倦，消渴，口燥咽干。

使用注意：忌与藜芦同用。

12. 陈皮

性味归经：辛、苦，温。归脾、肺经。

功效：为治痰之要药，可理气健脾，燥湿化痰。

应用：脾胃气滞症，寒湿中阻之气滞最宜。呕吐、呃逆，湿痰、寒痰，咳嗽，脑痹。

13. 紫苏籽

性味归经：辛，温。归肺、大肠经。

功效：降气化痰，止咳平喘，润肠通便。

应用：咳喘痰多，痰消气降则咳喘自愈；肠燥便秘。

14. 山楂

性味归经：酸、甘，微温。归脾、胃、肝经。

功效：消食化积，行气散瘀。

应用：化肉食积滞，为消化油腻食积之要药；治泻痢腹痛、疝气痛；治产后瘀阻腹痛、痛经。

使用注意：脾胃虚弱而无积滞者或胃酸分泌过多者慎用。

15. 莱菔子

性味归经：辛、甘，平。归肺、脾、胃经。

功效：消食除胀，降气化痰。

应用：去食积气滞，尤善行气消胀；治咳喘痰多、胸闷食少，尤宜治咳喘、痰壅兼食积者，单用本品为末服，或与白芥子、苏子等同用，如三子养亲汤。此外古方中亦生用研服，治涌吐风痰。

使用注意：本品辛散耗气，故气虚及无食积气滞痰滞者慎用，不宜与人参同用。

16. 甘草

性味归经：甘，平。归心、肺、脾、胃经。

功效：补脾益气，祛痰止咳，缓急止痛，清热解毒，调和诸药。

应用：心气不足，脉结代，心悸；脾气虚证（助参、芪之功）；咳喘；脘腹四肢挛急疼痛；热毒疮疡，咽喉肿痛，药食中毒；调和药性。

使用注意：不宜与京大戟、芫花、甘遂、海藻同用；本品有助湿壅气之弊，水肿者不宜用；大剂量久服可致水钠潴留引起浮肿。

17. 当归

性味归经：甘、辛，温。归肝、心、脾经。

功效：补血调经，活血止痛，润肠通便。

应用：血虚诸症，血虚血瘀，虚寒性腹痛，血虚肠燥便秘。

用法：煎服 5 ～ 15g。

使用注意：本品味甘滑肠，湿盛中满、大便泄泻者忌服。

18. 黄芪

性味归经：甘，微温。归脾、肺经。

功效：补气健脾，升阳举陷，益卫固表，利尿消肿，排毒生肌。

应用：脾气虚证，肺气虚证，气虚自汗，气血亏虚，疮疡难溃难腐或溃久难敛。

用法：煎服 9 ～ 30g，蜜炙可增强其补中益气的作用。

19. 阿胶

性味归经：甘，平。归肺、肝、肾经。

功效：补血，滋阴，润肺，止血。

应用：血虚诸症，出血症，肺阴虚燥咳，热病伤阴，心烦失眠，阴虚风动。

用法：5 ～ 15g 入汤剂，宜烊化冲服。

使用注意：本品黏腻，有碍消化，故脾胃虚弱者慎用。

20. 火麻仁

性味归经：甘，平。归脾、胃、大肠经。

功效：润肠通便，润燥杀虫。

应用：用于肠燥便秘；可补益虚劳，用于消渴阴亏、肠燥病人；具修复心脏作用，对心血管系统有益。

使用注意：畏牡蛎、白薇，恶茯苓；多食损血脉，滑精气，滑肠者尤忌。

（二）外治选穴

外调手法以针灸和点穴推拿配合互用，舒通经络，调理气血正常运行，安全有效、效果显著。

1. 内关和足三里

功用：健脾和胃，宽胸理气，降逆止呕。

2. 梁丘和公孙

功用：解痉止痛，健脾和胃。

3. 合谷和内庭

功用：泻胃火，降呕，化积滞，理气止气止痛。

4. 中脘和足三里

功用：升清降浊，健脾和胃。

5. 足三里和三阴交

功用：健脾和胃，行气止痛。

6. 曲池和上巨虚

功用：清热利湿，行气止痛，止泻止痢。

根据中医四诊找出脾胃疾病的病因后，选择相应药材和穴位进行治疗。

如果病人阴阳俱虚，“不可刺之，刺之则中不足，不足则阴阳俱竭，血气皆尽，五脏空虚，筋骨髓枯，老者绝灭。忆者不复矣。形气不足，病气有余，是邪胜也，急泻之；形气有余，病气不足，急补之”。

针灸要根据病人的阴阳情况选择怎么施针和施针的方法，如果病人阴阳俱虚，则不能采用针灸施治，可以采取艾灸治疗或药物治疗。

四、注意事项

治脾胃常用健脾益气、温中升提、醒脾化湿之品，而少用甘润滋腻、苦寒清热之剂，以免助湿伤阴；多用和中益胃、消导降逆之剂，慎用辛香燥热之药，以防助热伤阴。对所选药材进行低温烘烤，以保证药材的疗效。用药期间慎食寒冷、辛辣、刺激性食品。如果病人阴阳两虚，则忌针。

五、病案举例

病例一：女，39 岁。便秘两三年，三四天解一次大便，脸上长痘，有斑点，平素喜食辛辣厚味、煎烤食物，大便干燥坚硬，排便时肛门有热感，苔见黄厚垢腻，口干口臭，面红心烦，小便短赤，舌红，苔黄燥，脉滑数。

辨证：热秘。

治法：调理脾胃，泻热导滞，润肠通便。

食疗方：山药 100g，薏苡仁 100g，芡实 100g，莲子 100g，茯苓 100g，鸡内金 100g，白菊花 50g，麦冬 60g，火麻仁 60g，山楂 120g，莱菔子 100g，冰糖 150g。

用法用量：混合打粉，每日 2 次，早饭前 20g，晚饭后 20g。

针灸配穴：合谷、内庭。

随访：用到 20 天，便秘好转，每日大便一两次，而且脸上的痘也开始消了。

病例二：女，45 岁。身体微胖，总感觉疲乏无力、肢倦懒言，最近半年排便困难，便后乏力，舌淡、苔白，脉弱。

辨证：气秘。

治法：益气润肠，调理脾胃。

食疗方：山药100g，薏苡仁100g，芡实100g，莲子100g，茯苓100g，鸡内金100g，冰糖100g，当归50g，黄芪80g，火麻仁60g，陈皮60g。

用法用量：混合打粉，每日2次，早饭前20g，晚饭后20g。

配穴：滑肉门、箕门、腹结、大肠俞、天枢、伏兔。

随访：服用15天后，感觉身体有力气了，精神足了，排便也不困难了。

病例三：男。泄泻，大便不成形，日便三四次。

辨证：脾胃虚弱证。

治法：健脾益气，化湿止泻。

食疗方：山药100g，薏苡仁100g，芡实100g，茯苓100g，莲子100g，鸡内金100g，人参60g，甘草20g，陈皮40g，饴糖120g，五味子60g。

用法用量：混合打粉，每日2次，早饭前15g，晚饭后15g。

随访：20天后，饭量增加，泄泻好了。

按语：土家族医药是我国民族医药的重要组成部分，在长期的生产和生活实践中，土家族形成了自身独特的传统疗法，崔琼采用传统的土家族疗法攻克了很多妇科杂病。

土家传统疗法对子宫肌瘤（气滞、血瘀）辨证概述及施治方法

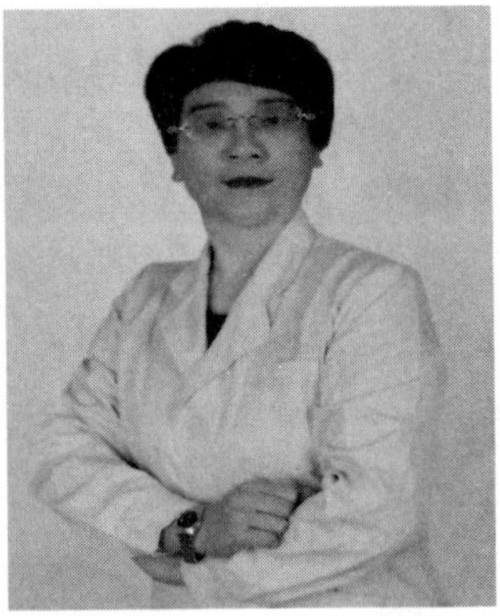

崔琼，毕业于贵州医科大学，妇产科医师，从事妇产科、计划生育工作28年，积累了丰富的临床经验，擅长各种计划生育手术、不孕不育治疗，特别是针对各类妇科疑难杂症，用土家传统疗法攻克了很多妇科杂病，在当地深受广大患者爱戴。

一、概述

西医所说的子宫肌瘤就是传统中医中的癥瘕，常因起居不慎、精神不快，以致气滞血瘀而成。癥和瘕是发生在腹腔内的肿块，常常是癥瘕并称：癥是有固定的位置、触之不动的，瘕是位置移动、忽聚忽散的。在《灵枢·水胀》中，用“石瘕生于胞中，寒气客于子门，子门闭塞，气不得通；恶血当泻不泻，衃以留止，日以益大，状如怀子，月事不以时下”形容之。若从肿块的移动与否来区别癥和瘕，子宫肌瘤就属于癥。

二、病因病机

据文献记载，有以下几种。《诸病源候论》说：“八瘕者，皆胞胎生产，月水往来，血脉精气不调之所生也”，“妇人病之有异于丈夫者，或因产后脏虚受

寒，或因经水往来，取冷过度，非独关饮食失节，多挟有血气所成也。”张景岳的《妇人规》说：“瘀血留滞作癥，惟妇人有之……或恚怒伤肝，气逆而血留；或忧思伤脾，气虚而血滞；或积劳积弱，气弱而不行……而一有所逆，则留滞日积而渐以成癥矣。”子宫肌瘤在土家传统中医中称之为“癥”，主要原因不外为血瘀，气滞瘀积。在分析病情时，应以气血为主，再辨认其他症状，看是否有顽痰积滞，或风寒侵袭以及体虚、气弱等兼证，全面分析。如因气滞，其积块必不坚硬，且时聚散，痛无定处；如瘀血所致，秘积坚牢，位置不移，疼痛拒按。如顽痰积滞，见肤色㿠白，平素多痰，恍惚不眠，心慌易惊，胸脘胀闷，腹大如怀孕，如果兼有风寒，则喜温恶寒；如病久阳虚，则出现神疲乏力，心慌气短，头晕、脑胀、耳鸣，腰膝酸软；如致肝上火，则有舌苔发黄，心情不愉快，闷闷不乐，月经血块较多，脉弦痛等症状。

三、治疗

1. 治疗原则

子宫肌瘤是妇科常见病，西医治疗一般采取手术切除，但大多数患者心存畏惧，希望能保守治疗。在土家传统中医的原则中，“破血消坚”“理气行滞”“化痰消积”“扶正固本”十六个字概括了本病的治疗方向，并且经过几百例治疗实践取得了良好效果，5cm 以下的子宫黏膜下肌瘤的成功率达 85%，肌层下肌瘤的成功率达 70%。

根据体质的好坏针对性用药。身体强壮时宜攻、宜破；若发病时间长，正气弱，贫血头晕，则应攻补兼治；久病不愈，身体久衰，宜以补气血为主，等身体恢复，再酌情攻破，待攻下后应及时扶正。《妇人规》引罗谦甫说：“养正邪自除，必先调养，使营卫充实，若不消散，方可议下。”特别注意身体壮实，攻积便当渐进，太急则伤了正气，正气若受损，则邪气紧固，所谓“大积、大聚，治其，大半而止”的道理，“循序而渐保”为保守治疗的原则。在治疗时，由于气滞的宜“理气行滞”，血瘀的宜“攻血消坚”，由痰积而导致的宜“化痰消积”，由于久病体虚的则宜“扶正固本”，等正气渐渐恢复后，再根据其病因，酌施方法，各个击破。

2. 治疗方法

（1）理气行滞，和血消癥，化痰消积。针对腹部胀疼，血块不硬，推之可移，随气上下，时聚时散，其痛无定处，面色青白，精神郁闷，两胁胀痛，舌红苔薄，月经期疼痛较严重，白带不正常者。

方药：赤芍 15g，青皮 25g，川木通 15g，川芎 15g，当归 20g，白术 20g，桃仁 15g，乳香 15g，没药 15g，姜黄 15g，甘草 20g，桔梗 20g，藿香叶 15g，小茴香 15g，黄芩 15g。

（2）行瘀消坚，扶正固本。针对少腹有块，位置坚牢不移，疼痛拒按，时有潮热，面色紫黯，皮肤干燥，状如鱼鳞，月经延迟或闭经，白带较多；口干而不欲饮，脉沉而涩，四肢不温，神疲懒言，身体虚胖等症状。

方药：三棱 15g，莪术 15g，香附 15g，桃仁 15g，红花 15g，青皮 20g，大黄 15g，百草霜 20g，牛膝 15g，当归尾 20g，益母草 20g，白芍 15g，熟地黄 15g，五灵脂 15g，秦艽 15g，甘草 15g，吴茱萸 15g，枸杞 15g，茯苓 15g，陈皮 15g，桂枝 20g，川芎 15g。

四肢不温、身形体胖、多痰者，加半夏 15g，枳实 15g，生姜 2 片；小腹坠胀、白带多者，加丁香 15g，木香 15g，白芷 15g，升麻 15g，杜仲 15g；有以上症状并伴血虚、头晕、耳鸣者不用升麻。

以上方直肠给药，每剂熬制 450ml，每次给药 150ml，每日一次。每个月经周期连续给药 14 天，坚持 3 个疗程效果显著，无复发。给药时应注意汤药温度，不超过 40℃，否则容易损伤直肠黏膜而引起其他疾病。

（3）小腹外敷中草药：陈皮 100g，牛膝 50g，红花 100g，元胡 50g，益母草 50g，三棱 50g，甘草 50g，栀子 50g，莪术 50g，川芎 50g，大黄 50g，牛蒡子 50g，土鳖子 50g，小茴香 50g。

以上方烘干打成粉，用黄酒调成糊状，敷在肚脐以下、腹股沟以上，用红外线灯直接烤干后取下；14 天为一个疗程，经行开始敷药，连续 3 个疗程，治愈率达 80%。

（4）针灸：崔氏九针法通过经络取穴，主要围绕以下穴位治疗子宫肌瘤，取前八个穴位治疗时患者仰卧位。

①神阙穴。该穴下为皮肤结缔组织，不宜深刺，浅刺 0.3cm 达壁腹膜，脐周有感即可。针刺此穴可培元固本。

②中极穴。浅刺 0.5cm 达壁腹膜有针感即可。针刺此穴可除湿，调理胞宫。

③关元穴。浅直刺 0.5cm 达壁腹膜震颤有针感即可。针刺此穴可培元固本，调节内分泌。

④阴市穴。针尖向下直刺 0.8cm 到大腿内侧有感即可。针刺此穴可濡养胃经，通下焦经脉诸穴，泻寒。

⑤血海穴。针尖向下直刺大腿内侧有放射感即可。针刺此穴可滋养肝血，调理血液循环。

⑥阴陵泉。针尖直刺 0.5cm，小腿内侧有针感即可。针刺此穴可排湿，调理体寒。

⑦足三里。针尖直刺 0.5cm，小腿外侧有针感即可。针刺此穴可增强免疫力，防治因肌瘤引起的功能性出血。

⑧三阴交。针尖直刺 0.5cm，内踝有针感即可。针刺此穴可调理三条阴经，祛寒、湿、热。

取以上八个穴位后，留针 40 分钟。

⑨八髎穴。患者俯卧位，取穴上髎、次髎、中髎、下髎。先顺时针方向搓热八髎穴，再直刺 0.8cm，至会阴部有感即可。针刺此穴可从外到内调理胞宫，促进子宫内膜脱落。

取八髎穴后，留针 40 分钟。

治疗经过：每天配合用 50cm×50cm 的艾灸盒艾灸肚脐 40 分钟，5 天为一个疗程，一个疗程后休息 3 天，坚持 3 ～ 5 个疗程，子宫内膜下肌瘤治愈率达 90%。

四、病案举例

病例一：方 ×，女，35 岁。月经不规律、量多，经腹部 B 超检查，子宫内有 4cm 大肌瘤，用行瘀消坚、扶正固本方，直肠给药，中药外敷，针灸一个疗程，症状消失。

病例二：杨 ×，女，28 岁。面色苍白，精神抑郁，两肋疼痛，月经推后，经腹部 B 超检查，子宫内肌瘤 3.6cm，用理气行滞、和血消癥、化痰消积方，直肠给药，中药外敷，针灸治疗一个疗程，症状消失。

按语：女性痛经现在越来越普遍了，孙旭用手法、针刀、药灸与古方相结合，来帮助女性治疗痛经，效果显著。

针药结合治疗经验

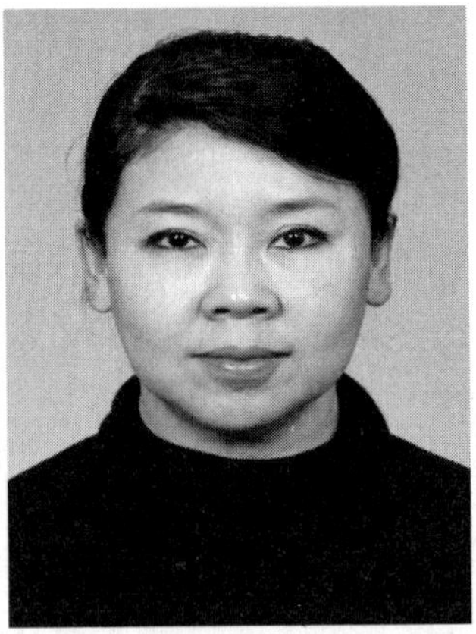

孙旭，女，汉族，生于1973年，黑龙江省哈尔滨市人，中医针灸师，常年致力于女性痛经临床治疗与研究，其依循气行血行，气、血、津液人体三种重要物质生成原理及特性帮助女性患者减轻痛苦，擅长以手法、针刀、药灸结合古方治疗痛经，效果显著。

一、概述

痛经为最常见的妇科症状之一，指行经前后或月经期出现下腹部疼痛、坠胀，伴有腰酸或其他不适。痛经分为原发性痛经和继发性痛经两类。原发性痛经指生殖器官无器质性病变的痛经；继发性痛经指由盆腔器质性疾病，如子宫内膜异位症、子宫腺肌病等引起的痛经。痛经的症状以疼痛为主，其与排卵周期有直接的关系，同时跟器质性的病变也有直接的关系。

二、分型

（一）气滞血瘀型

此类型最为常见，患者经行不畅，初始月经量少，至脱出血块后方觉舒畅。症状伴有小腹胀痛，乳头触痛，心烦易怒。

【治疗方案】

（1）食疗，益母草蒸蛋。

（2）疏肝理气，化瘀止痛。柴胡10g，白芍8g，枳壳5g，香附8g，郁金8g，元胡7g，陈皮10g，甘草适量。

（3）双手拇指指端放在两肋部期门处，持续点按1分钟，然后慢慢地揉动，双手逆时针转动；以双手拇指指端置于两肋部日月处，持续点按1分钟，然后慢慢地揉动，双手逆时针转动，穴位的准确性一定要把握好。以拇指按揉腿部的足三里穴，持续2分钟，不可过度用力；用手掌来回擦命门穴，当摩擦的部位出现了热热的感觉时可以停止，用力要柔和，不可用蛮力，方向是水平地来回摩擦。结合小针刀于曲骨穴直刺进针，定针10分钟，配合隔姜药灸。

（二）寒凝血瘀型

此类型也属于常见型，患者腹部冷痛，得热可减。症状伴有呕吐，舌淡，月经量少。

【治疗方案】

（1）姜半夏8g，姜竹茹8g，山茱萸3g，黄连6g，乳香6g，蒲公英10g，姜适量。水煎服，每日一剂。

（2）采用掌振法刺激气海、关元、肾俞、八髎；推揉法按揉血海、三阴交，双手搓热操作；药灸30分钟。

（三）瘀热互结型

此类型少见，症状与寒凝血瘀型相反。患者经痛时越热越痛。症状伴有口干，低热，便秘，经血色深，经量多等。

【治疗方案】

（1）胡桃仁120g，小茴香60g，杜仲60g，补骨脂60g，白芍30g，甘草30克，白酒2000ml，浸法制取，每日两次，每次20～30ml，月经前7天开始服用。

（2）小针刀于八髎穴直刺进针0.5～1寸，定针10分钟，配合隔姜药灸。

（四）气虚血瘀型

此类型患者似寒凝血瘀型症状，多属阳气虚体质。症状伴有畏寒，腰酸腿软，手足不温，小便清长，健忘，眼睛干涩，肢体麻木，心慌，皮肤干燥。

【治疗方案】

（1）温经散寒，养血补肾。丹参60g，党参30g，白酒500ml，红糖适量，浸法制取。每天10～20ml，每天2～3次。

（2）泽兰10g，肉桂5g，钩藤10g，牛膝6g，赤芍6g，川续断3g，熟地黄10g，延胡索10g，桑寄生6g，广木香6g，当归15g，茯苓10g，龙胆草3g，黄花倒水莲15g，双面刺10g，水煎服，每日1剂。

（3）曲骨穴、八髎穴，分别直刺进针0.5～1寸（根据施针者习惯使用毫针或者针刀），定针10分钟，配合药灸。

（五）肾虚血瘀型

此类患者因先天体质不足所致，分阳虚、阴虚。症状伴有头晕耳鸣，小便频数，腰膝酸软，怕冷畏寒，黄褐斑，小腹胀，经量少或错后，性欲减退。

【治疗方案】

肾阴阳俱虚：仙灵化瘀汤（经验方）加减。淫羊藿、肉苁蓉、菟丝子、首乌、牛膝、丹参、赤芍、黄芪、党参、莪术、川楝子、延胡索。

1. 肾阳虚

（1）熟地黄120g，山药（炒）60g，山茱萸（微炒）45g，枸杞子（微炒）45g，制菟丝子60g，鹿角胶（炒珠）60g，杜仲（姜汁炒）60g，肉桂30g，当归45g，制附子30g（渐可加至90g）。上药先将熟地黄蒸烂，杵膏，蜜炼为丸，如梧桐子大。

（2）八髎穴直刺进针，定针10分钟；命门、气海、涌泉隔姜灸，经量多者灸断红穴。

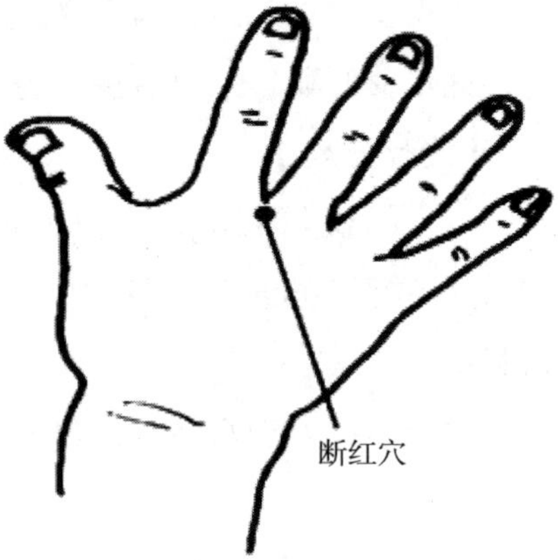

方解：肾为水火之脏，肾阳不足，命门火衰，失于温煦，甚则火不生土，影响脾胃纳运，故气衰神疲、畏寒肢冷、腰膝软弱、饮食减少、大便不实；肾主天癸而藏精，精关不固，宗筋失养。方中附子、肉桂、鹿角胶培补肾中元阳，温里祛寒，为君药。熟地黄、山茱萸、枸杞子、山药滋阴益肾，养肝补脾，填精补髓，取“阴中求阳”之义，为臣药。菟丝子、杜仲补肝肾，强腰膝，配以当归养血和血，共补肝肾精血，为佐药。诸药合用，以温肾阳为主而阴阳兼顾，肝脾肾并补，元阳得以归原。

2. 肾阴虚

熟地黄 24g，山药（炒）12g，枸杞子 12g，山茱萸 10g，川牛膝（酒洗，蒸熟）9g，制菟丝子 12g，鹿角胶（敲碎，炒珠）12g，龟板胶（切碎，炒珠）12g。上药先将熟地黄蒸烂，杵膏，蜜炼为丸，如梧桐子大。

方解：肾藏精，主骨生髓，肾阴亏损，精髓不充，故头目眩晕，腰酸腿软，遗精滑泄。宜壮水之主，以培肾之真阴。方中重用熟地黄滋肾益精，以填真阴，为君药。山茱萸养肝滋肾，涩精敛汗；山药补脾益阴，滋肾固精；枸杞子补肾益精，养肝明目；龟鹿二胶为血肉有情之品，峻补精髓，龟板胶偏于补阴，鹿角胶偏于补阳，在补阴之中配伍补阳药，取“阳中求阴”之义，均为臣药。菟丝子、川牛膝益肝肾，强腰膝，健筋骨，俱为佐药。诸药合用，共奏滋阴补肾、填精益髓之效，即育阴以涵阳。（注：八髎穴，直刺进针 0.5 ～ 1 寸，留针 10 分钟，隔姜灸）。

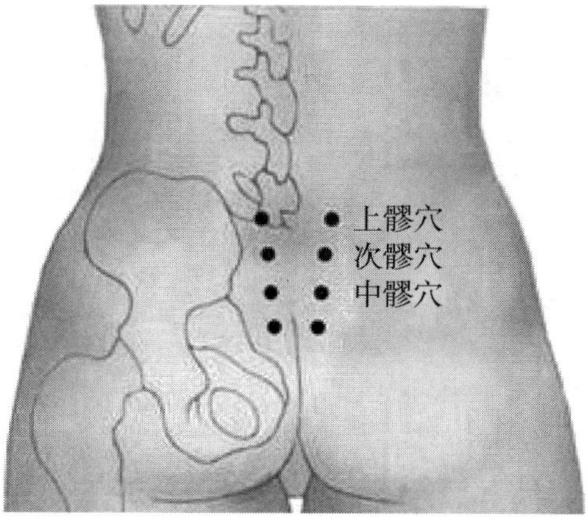

三、总结

痛经是一种常见妇科疾病，也可能是一些重大疾病的征象，千万不可忽视。通过手法、针刀、药灸并结合古方治疗，可以缓解大部分痛经症状，如长期治疗不能缓解，要及时行全面检查。

外治法篇

外治法即在身体体表适当的部位施加各种刺激方法，以激发、调整人体内各脏腑组织的机能转化与平衡。外治法源于“内病外治”，与内治法殊途同归，乃中医两大治病途径。本篇从针法、推拿、灸法、药敷法、民族医疗法几方面来介绍十一位民间医生的治病经验。

按语：疼痛是人体受内外生理、病理刺激后产生的一种痛苦的神经感觉反应。疼痛虽有生理与病理之分，但痛感一致。每个人一生中都要经历无数次疼痛以及疼痛带来的诸多痛苦，影响着学习、工作、生活和生命健康，疼痛可发生在不同年龄、不同部位，并有不同性质和不同程度。中医针灸治疗痛症历史悠久且疗效显著。

针灸技术诊治腰痛

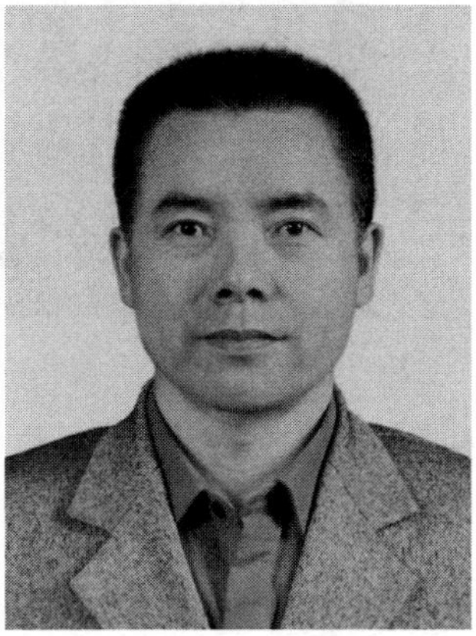

尚文业，上海市虹口区人，中医世家第四代传人，国际针灸医师。受祖父和父亲影响，自幼熟读《黄帝内经》，接触针灸、中药、脉诊等传统技法，从事中医针灸临床诊疗工作近20年。师承于“自然疗法”推拿技法传承人卢少平，并得到多位名医的言传身教，包括吴中朝、金伯华、董福慧、刘文龙、朱云龙、杨金洪、石现、王宏才、李定忠、张鸥等。擅长脉诊、推拿、针灸（包括头针、舌针、眼针、脐针，及铍针、火针、九宫八卦针、人体八卦刺络放血、经络挑刺针法），通过多年临床实践逐步形成了自己的中医针灸特色诊疗经验。

一、概述

“腰痛”早在《黄帝内经》中即有记载，《素问·六元正纪大论》又称本病为“腰脽痛”，“感于寒，则病人关节禁固，腰脽痛，寒湿推于气交而为疾也”。指出腰痛以六经分证为主，除太阳、阳明、少阳、少阴、太阴、厥阴六经腰痛外，尚有阳跷脉和阳维脉、阴维脉令人腰痛的论述。在《黄帝内经》里面详细论述了运用针灸对经络、腧穴施针治疗腰痛的成熟理论和经验。

二、病因病机

腰痛的主要病因无非外感六淫、内伤七情及外伤跌打。《经历杂论》提出了“通则不痛、痛则不通”的理论观点，可将经脉气血运行是否通畅、阴阳虚实与否作为疼痛症的治疗原则。

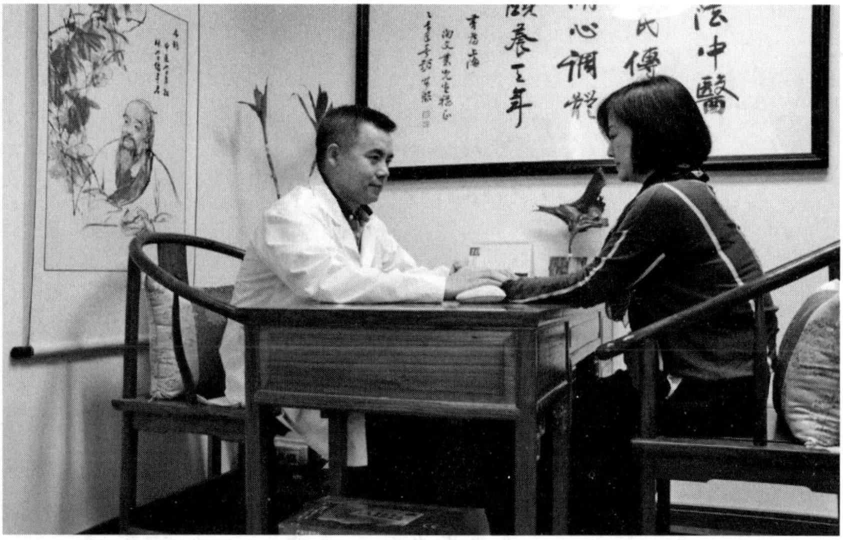

三、分类

（一）外邪型腰痛

1. 病因

外邪型腰痛以脊柱和脊柱两侧区域疼痛多见。督脉主一身之阳，腰背上有痛点为阳气不足、失于温养、气血运行瘀滞所致。《黄帝内经》认为，侵犯经络而引起腰脊痛的六淫外邪有风、寒、暑、湿、燥、火六种。六淫之邪侵袭腰背部，从皮毛传经络，引起经络的气血凝滞，导致腰痛。《灵枢·百病始生》：“是故虚邪之中人也，始于皮肤，皮肤缓则腠理开，开则邪从毛发入，入则抵深，深则毛发立，毛发立则淅然，故皮肤痛。留而不去，则传舍于络脉……留而不去，则传舍于经……六经不通四肢，则肢节病，腰脊乃强。”

《素问·热论》:“伤寒一日，巨阳受之，故头项痛，腰脊强”。即伤寒一日，足太阳经脉感受寒邪，足太阳经脉从头下项夹脊抵腰中，所以导致头项、腰脊强痛。《素问·刺腰痛》“足太阳脉令人腰痛，引项脊尻背如重状。”即足太阳经脉受邪使人腰痛，痛时牵引项背，好像背负着重东西。“少阳令人腰痛，如以针刺其皮中，循循然不可以俯仰，不可以顾”。即足少阳经脉受邪使人腰痛，痛如针刺皮肤中，逐渐加重不能前后俯仰，不能左右顾盼。“阳明令人腰痛，不可以顾，顾如有见者，善悲”。即足阳明经脉受邪使人腰痛，颈项不能转动回顾，回顾时神乱目花，并善悲伤。“足少阴令人腰痛，痛引脊内廉”。即足少阴经脉受邪使人腰痛，痛时会牵引到脊骨内侧。

2. 治疗

（1）治疗原则：疏风散寒，疏通经络。外邪容易侵袭阳位，使手足阳明、太阳经脉阳气不足，经筋屈伸不利，脉象多浮紧，无汗。治疗首先应排除外邪，可用“烧山火”针法升阳排除寒邪。

（2）选穴及操作：可选足少阳胆经的风池穴，手阳明大肠经的合谷穴，手太阳小肠经的后溪穴。具体操作方法：患者坐位或仰卧位，选好穴位，施术者手指用酒精消毒，穴位区域用酒精消毒，右手持针，左手拇指压穴，右手贴左手拇指进针，直达标准进针深度（称为地部）同时提针至皮下（称为天部）再进针到地部，右手同时顺时针捻针，从天部到地部连续重复九次，即完成“烧山火”针法，此时多数患者身体会发热甚至出汗，已达到排除寒邪功效，但不以出汗作为此针法排寒有效的唯一标准。针刺时患者有酸麻胀重感，施术者手下有吸附感，如鱼吞钩。针灸操作时，要时刻观察患者表情，防止晕针和滞针。之后再针刺，命门穴上斜刺 0.5 ～ 1 寸，大肠俞 0.8 ～ 1.2 寸，阴陵泉 1 ～ 1.5 寸，委中穴 1 ～ 1.5 寸，委阳穴 1 ～ 1.5 寸，承山穴 1 ～ 2 寸，昆仑穴 0.5 ～ 0.8 寸，肾俞穴 0.5 ～ 1 寸，阿是穴、华佗夹脊穴留针 30 分钟。起针后适当活动腰部并稍事休息，嘱其防止受寒，避免劳累。

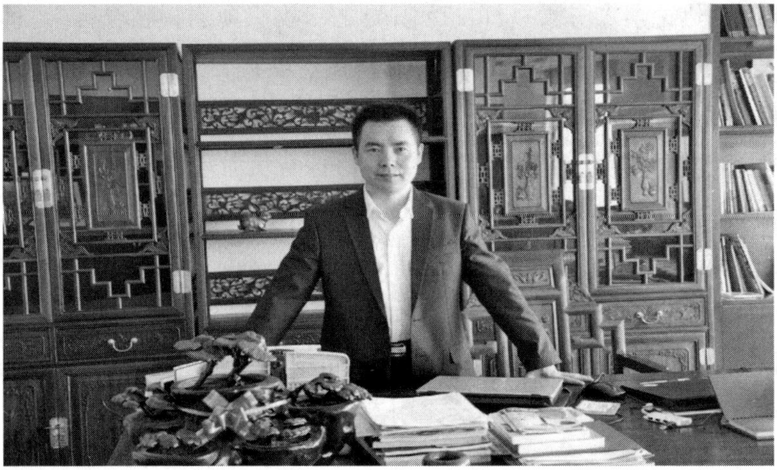

（二）外伤劳损型腰痛

1. 病因

腰椎是人体承上启下的枢纽，时刻承受着机体重量和肌肉之间的动静应力，学习、工作、生活中的习惯性动作或外伤劳损均可引起腰痛。《素问·宣明五气》曰：“五劳所伤：久视伤血，久卧伤气，久坐伤肉，久立伤骨，久行伤筋，是谓五劳所伤。”肾精不足可致腰痛，肾精不足则骨髓空虚，腰脊失养而疼痛。如《灵枢·五癃精液别》曰“五谷之津液，和合而为膏者，内渗入于骨空，补益脑髓，而下流于阴股。阴阳不和，则使液溢而下流于阴，髓液皆减而下，下过度则虚，虚故腰背痛而胫酸”。说明阴阳不和，阳气不能固摄，精液即下流阴窍，而使髓液减少。精液流泄而髓液减少过度，导致阴虚而出现腰背脊骨疼痛和足胫酸楚。

《素问·脉要精微论》所谓“腰者肾之府，转摇不能，肾将惫矣”，是指肾虚腰痛而言。肾虚亦即肾之精气不足，绕肾之精气不足之原因，或因年老肾气衰减，诚如《素问·上古天真论》所云“肾脏衰，形体皆极”乃是人体生理机能衰退的正常现象，故老年人常因肾气不足而腰痛；或因劳损、起居坐姿习惯失节、房劳过度所致。

2. 治疗

（1）治疗原则：温通经络，温补阳气。无论是工作生活习惯导致的机体劳损还是房劳都属于虚症。《素问·刺腰痛》云:“足少阴令人腰疼，痛引脊内廉，刺少阴于内踝上二痏。”即内踝之上刺络出血。《灵枢·九针十二原》提出:“凡将用针，必先诊脉，视气之剧易，乃可以治也。”《素问·八正神明论》所说“月生无泻，月满无补”的脉象，即依据天人相应理论，当人体气血能量非常旺盛时，脉管充盈，脉象洪大，似“月满”，此时只针刺实盛经脉，行泻法。当人体气血能量非常衰弱，浮脉中空类似上弦月，或沉细脉类似下弦月，似“月生”，此时只针刺表虚经脉，行补法。通过脉诊辨证，避免了实证更实、虚证更虚而加重病情。

（2）选穴及操作：选足少阴肾经的原穴太溪，针刺用补法。具体操作方法：患者坐位或仰卧位，施术者手指用酒精消毒、穴位区域用酒精消毒，右手持针，左手拇指压穴，右手贴左手拇指进针 0.5 ～ 1 寸许，顺时针捻针。患者有酸麻胀重感，施术者手下有吸附感，如鱼吞钩。针灸操作时，要时刻观察患者表情，防止晕针和滞针。之后再针刺肾俞穴、腰阳关、委中穴、关元穴、气海穴、绝骨穴、照海穴、阿是穴，起针后适当活动腰部并稍事休息，嘱其防止受寒和避免劳累。

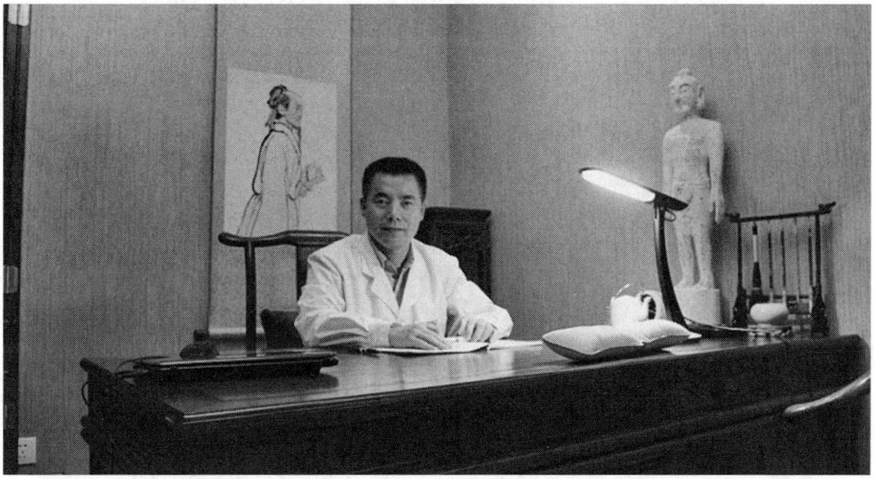

（三）气滞血瘀型腰痛

1. 病因

闪挫、外伤致腰部经脉气血瘀滞受阻，脉络不通，不通则痛。气滞血瘀重按则痛，轻揉则痛减。拒按者为实证腰痛，喜按者为虚证腰痛。《灵枢·九针十二原》:“凡用针者，虚则实之，满则泄之，宛陈则除之。”主要是强调针灸行气活血的作用。因此，外伤劳损、七情内伤、外邪都可以导致腰脊气血运行瘀滞而发生急慢性腰痛，均可通过针刺活血化瘀治疗。

2. 治疗

（1）治疗原则：活血化瘀，通经活络。患者气滞血瘀，气血循行不畅，首先应用“烧山火”针法使身体升温，促进气血循行。

（2）选穴及操作：选手阳明大肠经原穴合谷，单侧取穴。具体操作方法：患者坐位或仰卧位，选好穴位，施术者手指用酒精消毒、穴位区域用酒精消毒，右手持针，左手拇指压穴，右手贴左手拇指进针，直达标准进针深度（地部），提针至皮下（天部）再进针到地部，右手同时顺时针捻针，从天部到地部连续重复九次，完成“烧山火”针法。此时多数患者身体会发热或出汗，已起到活血化瘀、温经通络作用，但不以出汗作为此针法有效的唯一标准，患者有酸麻胀重感，施术者手下有吸附感，如鱼吞钩。针灸操作时，要时刻观察患者表情，防止晕针和滞针。再行气活血，选穴气海、血海、足三里、合谷、三阴交、命门，然后针刺委中、大肠俞、阳陵泉、阿是穴。

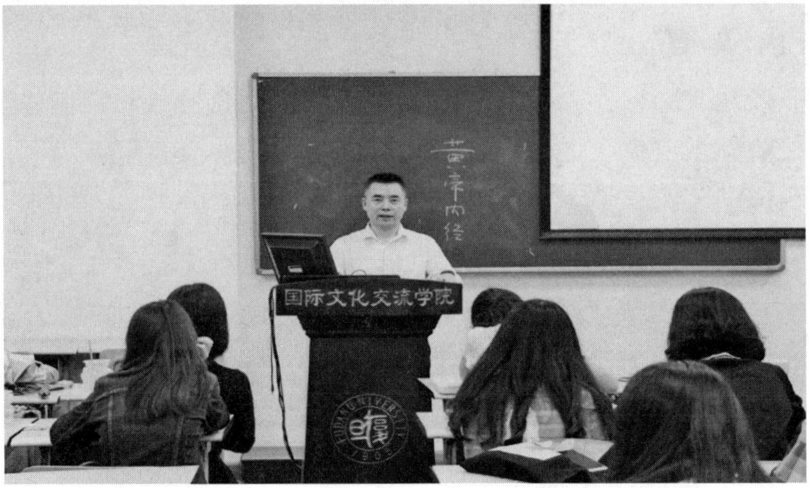

（四）情志型腰痛

1. 病因

情志与腰痛息息相关。如《灵枢·本神》曰：“肾，盛怒而不止则伤志，志伤则喜忘其前言，腰脊不可以俯仰屈伸。”明确指出：大怒不止会伤志，志伤则记忆力下降，腰背不能俯仰屈伸可引起腰痛。同时腰痛也能引起情志的变化，如《素问·刺腰痛》云：“阳明令人腰痛，不可以顾，顾如有见者，善悲。”即足阳明经发病使人腰痛，颈项不能转动回顾，如果回顾则神乱目花，善于悲伤。情志疏泄不畅，肝的功能就会虚弱，因肝主筋，使筋失所养，屈伸不利，导致关节禁锢疼痛。

2. 治疗

（1）治疗原则：疏泄肝胆，疏通经络。随着社会的飞速发展、工作效率的不断提升和生活节奏的不断加快，无论是学生还是职场人士，身心的压力都越来越大，以烦躁、失眠、焦虑、免疫力低下等症为主的情志综合征也越来越普遍。肝气横逆克脾土，脾胃运化失调，气血虚亏波及肝血不足，使经筋失去濡养，筋骨关节活动不利，导致腰肌劳损、酸胀疼痛。

（2）选穴及操作：首先疏泄情志不畅，开“四关”，即针刺双太冲穴、双合谷穴，疏泄肝胆情志不畅，缓解肝郁气滞，促进经筋柔顺、气血通畅。心火旺配内关、太溪以达到心肾相交引火下行。《灵枢·终始第九》“从腰以下者，足太阴阳明皆主之”，所以配穴阴陵泉，直刺 1 ～ 1.5 寸，足三里 1 ～ 1.5 寸，再刺命门，上斜刺 0.5 ～ 1 寸，大肠俞 0.8 ～ 1.2 寸，委中穴 1 ～ 1.5 寸，委阳穴 1 ～ 1.5 寸，承山穴 1 ～ 2 寸，昆仑穴 0.5 ～ 0.8 寸，后溪穴 0.5 ～ 1 寸，肾俞穴 0.5 ～ 1 寸，留针 30 分钟。起针后适当活动腰部并适当休息，嘱患者防止受寒，劳逸结合，自己调节使心情愉悦舒畅。

四、临床疗效

（1）对于感受外邪所致和气滞血瘀型腰痛，30 例腰肌劳损型患者以针刺治疗，显效 80%，有效 95%，无效 5%。

病案举例：李 ×，男，59 岁，企业高管。2019 年 2 月 13 日办公室内弯腰捡拾办公桌下笔帽，突然感觉腰背疼痛，坐、站均不能挺直脊柱，走路弯腰下蹲勉强可以。经查属气滞血瘀型腰痛症，治疗以活血化瘀、通络止痛为原则，望诊发现，其左侧腘窝处瘀络明显，以三棱针点刺出血，血色暗黑，出血颜色变鲜红后以棉球按压止血，患者自诉腰部疼痛明显缓解，再实施毫针刺，取穴：膈俞、腰阳关、肾俞、大肠俞、足三里、申脉、阿是穴，均行补法。首次针灸后可直立行走，同方又连续两次（刺血只一次），痊愈。

（2）对于外伤劳损型腰痛，首先补虚，20 例此类腰痛症以针刺治疗，显效 85%，有效 97%，无效 3%。

病案举例：孙 ×，男，46 岁，私营业主。2013 年 5 月 9 日和好友一起打高尔夫球，一记挥杆结束便瘫坐在地上不能动，送去附近上海医院就诊，腰椎拍 X 光片后诊断筋骨无碍，予口服跌打损伤药和外用喷剂回家休养。第二天依然不能起床翻身活动，小便需要家人帮助在床上用盆解决，下午经家人协助坐轮椅就诊。脉弱，尺沉弦，舌苔白，腰骶部肌肉僵硬压痛，辨证：肾气亏虚腰痛，宜补肾强肾，舒筋通络止痛，首先补肾，取双太溪、肾俞穴，补法配合艾灸，留针 30 分钟，起针后疼痛明显缓解，活动部分受限，继续针刺百会、夹脊、环跳、秩边、委中、承山、双昆仑、申脉，留针 30 分钟，起针后患者可以俯仰、下蹲并缓慢行走，嘱其活动腰部，之后按上述方案连续治疗 5 次，痊愈，一个月和半年后回访，正常。

（3）对于情志型腰痛，30 例情志不畅型腰痛以针刺治疗，显效 80%，有效 95%，无效 5%。

病案举例：刘 ×，女，13 岁。就读上海复旦附小 5 年级，由于妈妈于 2018 年 3 月生二胎后关注新生弟弟比较多，自感妈妈关爱自己不够，加之平日里妈妈和女儿沟通减少，导致刘 × 情志不畅，伴随焦虑、烦躁、腰痛、身体乏力，在自己卧室房门上贴纸条“禁止入内”，学习成绩日渐下滑。于 2018 年 9 月 8 日就诊调治，脉弦直小数，舌苔红，实施针灸治疗。首选“开四关”，配内关、太溪，进针后刘某一直默默流眼泪，约 5 分钟左右停止。其间问她是否因为针痛才哭，摇头否认，片刻后露出笑容开始和妈妈交流，留针 30 分钟左右出针，通过聊天交流，母女心情均舒畅愉悦。嘱妈妈平时多和女儿沟通交流，多关心女儿学习生活成长。半月后妈妈开心告知，女儿考了 100 分，并且已恢复之前的活泼开朗。3 个月后回访，女儿一切如常。

五、针灸潜在风险和规避措施

（1）施术针灸潜在风险：晕针、滞针、断针，伤及脏器。

（2）做好防止晕针、断针的准备工作，保持房间通风，患者体位以舒适方便为主，忌空腹、过度劳累后针灸。如发生晕针，迅速起针，以舒适体位休息，饮热水或糖水。实施针灸前检查针具是否牢固、针身是否光滑、针尖是否有钩，以防断针给患者带来不必要痛苦。严格按照针刺深度进针，防止伤及脏器。命门上斜刺 0.5 ～ 1 寸，大肠俞直刺 0.8 ～ 1.2 寸，阴陵泉 1 ～ 1.5 寸，委中穴 1 ～ 1.5 寸，委阳穴 1 ～ 1.5 寸，承山穴 1 ～ 2 寸，昆仑穴 0.5 ～ 0.8 寸，后溪穴 0.5 ～ 1 寸，肾俞穴、太溪穴、腰阳关 0.5 ～ 1 寸，关元穴 1 ～ 1.5 寸，气海穴 1 ～ 1.5 寸，绝骨穴 0.5 ～ 0.8 寸，照海穴 0.5 ～ 0.8 寸，血海穴 1 ～ 1.5 寸，太冲穴 0.5 ～ 0.8 寸，合谷穴 0.5 ～ 1 寸，百会穴平刺 0.5 ～ 0.8 寸。

按语：王银川自创“面瘫归元五针六方”，在临床上使用得心应手，与药物配合相得益彰，取得了很好的效果，值得深入研究。

面瘫临床治疗的理解与体悟

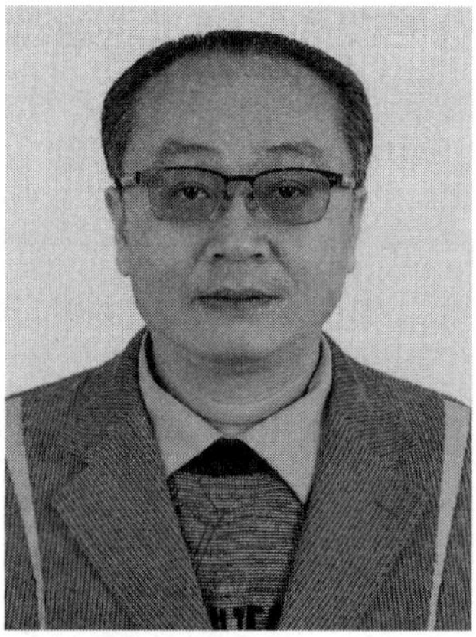

王银川，1966年生，汉族，执业医师，广东省惠州市人，从事中医临床工作三十多年。擅长使用内服方药结合毫针技术治疗面瘫病。博采众家之长，广积良技，先后在首都国医名师大讲堂跟随周德安、金伯华、臧福科、李定中、朱云龙、刘文龙、吴中朝、刘宝玲、杨金洪、王宏才、石现、杨威、张欧、赵宏、董福慧等教授进修深造。

自1994年行医伊始到2007年自学针灸，并有所创新，相继取得初级、中级、高级针灸师资格证书。熟读历代针灸名作，持之以恒探讨和拉近疾病与临床之间深不可测的距离，积数年行医心得自创了“面瘫归元五针六方”。

一、概述

面瘫的发生多与正气不足、脉络空虚、风寒或风热之邪乘虚而入等因素有关。病位在面部，与太阳经、阳明经有关。手足阳经均上行头面部，当邪气阻滞面部经络，尤其是手太阳经和足阳明经功能失调，可导致面瘫的发生。

主症以口眼歪斜为特点，通常急性发作，常在睡眠醒来时发现一侧面部肌肉呆板、麻木，额纹消失，眼裂变大，露睛流泪，鼻唇沟变浅，口角下垂，患侧不能皱眉、蹙额、闭目、露齿、鼓颊；部分患者初起时有耳后疼痛，还有的患者可出现患侧舌前2/3味觉减退或消失、听觉过敏等症状。部分患者病程迁延日久，可因瘫痪肌肉出现挛缩、口角反牵向患侧，甚至出现面肌痉挛，形成“倒错”现象。

二、诊断

（1）起病突然，春秋为多，常有受寒史或有一侧面颊、耳内、耳后完骨处的疼痛或发热。

（2）一侧面部呆板，麻木，流泪，额纹消失，鼻唇沟变浅，眼不能闭合，口角向健侧牵拉。

（3）一侧不能作闭眼、鼓腮、露齿等动作。

（4）肌电图可表现为异常。

三、辨证要点

若发病初期面部有受凉史，舌淡，苔薄白，脉浮紧者，为风寒外袭；若继发风热感冒或其他头面部炎症性、病毒性疾病，舌红，苔薄黄，脉浮数者，为热侵袭；恢复期或病程较长者，兼见肢体困倦无力，舌淡，苔白，脉沉细者，为气血不足。

四、治疗

1. 治疗原则

祛风通络，疏调经筋。取局部穴，以手足阳明经穴为主。

2. 选穴

主穴：攒竹、阳白、四白、颧髎、颊车、地仓、合谷、太冲。

配穴：风寒外袭配风池、风府；风热侵袭配外关、关冲；气血不足配足三里、气海；眼睑闭合不全配鱼腰、丝竹空、申脉；鼻唇沟变浅配迎香；人中沟歪斜配水沟；颏唇沟歪斜配承浆；乳突部疼痛配翳风；舌麻、味觉减退配廉泉。

方义：面部诸穴可疏通局部经筋气血，活血通络。“面口合谷收”，合谷为循经远端取穴，可祛除阳明经、太阳经之邪气，祛风通络。太冲为足厥阴肝经原穴，肝经循行“上出额，下颊里，环唇内”，与合谷相配，具有加强疏调面颊部经气的作用。

3. 治疗操作

面部腧穴均行平补平泻法，恢复期可加灸法。发病初期，面部腧穴手法不宜过重，针刺不宜过深；肢体远端腧穴行泻法且手法宜重；恢复期，足三里行补法，合谷、太冲行平补平泻法。在针刺时，患者经常会有酸、麻、重、胀、蚁行、触电样等感觉，医生也会在针下有一种沉、紧、涩的感觉。这种现象，中医学称之为“得气”。

4. 归元五针六方

【第一方】翳风、地仓、颊车、阳白、承泣。

辨证：寒邪阻络。脉缓紧，苔薄白。

症状：口眼歪斜，面瘫。

治则：益气活血、祛寒通络。

翳风：手少阳三焦经与足少阳胆经交会穴。直刺 0.8 寸扩散至半侧面部，主治面瘫颊肿。

地仓：阳跷脉、手阳明大肠经、足阳明胃经交会穴。平刺 1.0 ～ 2.0 寸，治面瘫效果较佳。

颊车：足阳明胃经穴。平刺 0.5 ～ 0.8 寸，主治流涎、口角歪斜。

阳白：足少阳胆经、阳维脉交会穴。平刺 0.5 ～ 0.8 寸，主治头项强直、口眼歪斜等。

承泣：阳跷脉、任脉、足阳明胃经交会穴。直刺 0.5 ～ 0.8 寸（手推动眼球向上固定，针向眶下，禁提插捻转），主治迎风流泪、口眼歪斜等。

【第二方】风池、阳白、颧髎、颊车、合谷。

辨证：风邪阻络，寒痹。脉弦缓，苔白厚。

症状：口眼歪斜，面瘫。

治则：行气活血通络。

风池：足少阳胆经、阳维脉交会穴。针尖向鼻尖平耳垂略下，浅刺 0.5 寸深，此深度无不良反应。

阳白：足少阳胆经、阳维脉交会穴。平刺 0.5 ～ 0.8 寸，主治头项强直、口眼歪斜等。

颧髎：手少阳三焦经与手太阳小肠经交会穴。直刺 0.2 ～ 0.3 寸，主治面痛眼裂，口歪齿痛。

颊车：足阳明胃经穴。平刺颊车，主治流涎，口角歪斜。

合谷：手阳明大肠经之原穴。直刺得气即可，主治口眼歪斜等。

【第三方】攒竹、翳风、颧髎、巨髎、迎香。

辨证：风邪阻络。脉缓，苔白。

症状：口眼歪斜，面瘫。

治则：行气活血通络。

攒竹：足太阳膀胱经穴。直刺 0.1 ～ 0.3 寸，主治面瘫。

翳风：手少阳三焦经穴。直刺 0.8 ～ 1.2 寸，扩散至舌前部及半侧面部，主治口眼歪斜。

颧髎：手少阳三焦经与手太阳小肠经交会穴。直刺 0.2 ～ 0.3 寸，主治面痛眼裂，口歪齿痛。

巨髎：足阳明胃经与阳跷脉交会穴。直刺 0.3 ～ 0.6 寸，主治口眼歪斜，眼瞤动。

迎香：手足阳明经交会穴。向上平刺 0.5 ～ 1.0 寸，通鼻窍，治面瘫。

【第四方】后溪、牵正、翳风、风池、合谷。

辨证：寒痹。脉浮紧，苔薄白。

症状：口眼歪斜，面瘫。

治则：祛风散寒、活血通络。

后溪：手太阳小肠经之输穴，八脉交会穴。针刺 0.5 ～ 0.8 寸，治头面五官、精神系统疾病，包括中风。

牵正：经外穴，在耳垂前 0.5 ～ 1.0 寸，于咬肌中。针刺 0.5 ～ 1.0 寸扩散至整个面颊部，主治头面五官疾病、面神经麻痹。

翳风：手少阳三焦经穴。直刺 0.8 ～ 1.2 寸，扩散至舌前部及半侧面部，主治口眼歪斜。

风池：足少阳胆经、阳维脉交会穴。针尖向鼻尖平耳垂水平略下，浅刺 0.5 寸深，此深度无不良反应；直刺 0.5 ～ 1.0 寸，扩散至肘、肩、面部，主治口眼歪斜。

【第五方】承泣、厉兑、颧髎、合谷、迎香。

辨证：风邪阻络。脉缓紧，苔薄白。

症状：口眼歪斜，面瘫。

治则：活血祛风通络。

承泣：阳跷脉、任脉、足阳明胃经交会穴。直刺 0.5 ～ 0.8 寸（手推动眼球向上固定，针向眶下，禁提插捻转），主治迎风流泪、口眼歪斜等。

厉兑：五输穴之一，足阳明经井穴。针刺 0.1 ～ 0.2 寸，主治面肿、多梦、口角歪斜等。

颧髎：手少阳三焦经与手太阳小肠经交会穴。直刺 0.2 ～ 0.3 寸，主治面痛眼裂，口歪齿痛。

合谷：手阳明大肠经原穴。直刺得气即可，主治口眼歪斜等。

迎香：手足阳明经交会穴。向上平刺 0.5 ～ 1.0 寸，通鼻窍，治面瘫。

【第六方】迎香、四白、地仓、翳风、风池。

辨证：风寒滞络。脉沉缓，苔燥白。

症状：口眼歪斜，面瘫。

治则：祛风除邪、活血通络。

迎香：手足阳明经交会穴。向上平刺 0.5 ～ 1.0 寸，通鼻窍，治面瘫。

四白：足阳明胃经穴。直刺 0.5 ～ 0.8 寸，主治目赤痒痛、迎风流泪、口眼歪斜。

地仓：阳跷脉、手阳明大肠经、足阳明胃经交会穴。平刺 1.0 ～ 2.0 寸，治面瘫效果较佳。

翳风：手少阳三焦经穴。直刺 0.8 ～ 1.2 寸扩散至舌前部及半侧面部，主治口眼歪斜。

风池：足少阳胆经、阳维脉交会穴。针尖向鼻尖平耳垂略下，浅刺 0.5 寸深，此深度无不良反应；直刺 0.5 ～ 1.0 寸，扩散至肘、肩、面部，主治口眼歪斜。

五、病案举例

病例一：田××，女，44 岁。晚上睡觉贪凉吹风扇，晨起感觉左脸麻木，嘴向右侧歪。看诊时查体：血压 110/63mmHg，体温 36.3℃，心率 69 次 / 分，呼吸 21 次 / 分。

辨证：气滞血瘀，经络痹阻。

治则：活血化瘀，消肿化滞。

外敷方：全蝎龙狗泥，药用全蝎、地龙、蝼蛄（鲜）、蟋蟀（鲜）、五倍子、蚕沙、肉桂。

用法：两鲜药捣烂成泥，其他药烘焦研细末，拌入泥中。

注意事项：若有过敏者，涂地塞米松软膏或皮炎平软膏。

针刺方：翳风、地仓、颊车、阳白、承泣（第一方）。

心得：

①“全蝎龙狗泥”加减，对面神经炎所致面瘫能起到温经祛寒、活血通络的作用。外敷药泥温润消肿，药力倍增，促进病愈。

②针刺方明确各穴之责，再辅以电针疏密波 20 分钟，临床见效较快，患者治愈后未见异常。

③“蝼蛄伍蟋蟀”效果更速，前者善治头面浮肿、水肿，有疏通淋巴通路之功效；后者可扩血管，消浮肿、水肿。

病例二：杨 ××，男，40 岁。早上起床后感觉脸部麻痒，口角向右歪，看诊时查体：血压 103/50mmHg，体温 36.6℃，心率 80 次 / 分，呼吸 21 次 / 分，薄白苔，脉弦。

辨证：风袭面络，寒邪痹阻。

治则：养血益气，温经通络。

外敷方：全蝎龙狗泥

汤药方：“偏解汤”加减，药用防风 9g，桂枝 9g，僵蚕（炒）6g，白芍（炒）15g，白附子（炒）6g，全蝎 3g，黄芪 3g，秦艽 3g，茯苓 3g，法半夏 3g。

用法：高温炒焦全蝎，去毒后入锅武火烧开再入其他药，改文火，温服 2 次 / 天。

方解：君药白芍、防风，养血益气祛风；臣药僵蚕、全蝎，通阳行气，解痉止痹；佐药秦艽、法半夏，除湿祛瘀化痰；使药黄芪，行气。

注意事项：必要时需配合针灸，脸部 30℃保暖热敷。

心得：患者外敷“全蝎龙狗泥”3 次，面部麻痒消失；内服“偏解汤”5 次，病愈，至今未见异常，内外并用效果好。

病例三：吴××，男，56岁。感冒后冲凉致右脸麻木呆滞，口角向左歪斜，眼裂，医院以面神经炎给予维生素B2和维生素C、安定注射，吊针消炎，不见效。就诊时查体：血压165/88mmHg，体温35.5℃，心率89次/分，呼吸23次/分。右脸呆滞，摸脸无知觉，舌淡白，苔厚，脉紧。

辨证：风寒入表，面络痹阻。

治则：养血益气，祛风化滞通络。

方药："黄芪桂枝五物汤"加减，药用黄芪9g，桂枝9g，白芍9g，生姜18g，大枣4枚，当归6g，防风10g。

用法：煎煮，先武火后文火慢煮，温服2次/天。

注意事项：脸部保暖避风，忌辛辣油腻，按时复查。

方解：君药黄芪、白芍、当归，养血益气，柔肝止痹；臣药桂枝、防风，通达体表，祛风消邪；佐药生姜，温经络，逐寒痹；使药大枣，和药性。

针刺方：风池、阳白、颧髎、颊车、合谷（第二方）。

心得："黄芪桂枝五物汤"养血益气，祛风化滞通络；"归元五针第二方"穴位远近联用，激发了手足少阳经与阳明经，交会穴各行其责，祛风温经活络，祛寒行痹，针药并用速达病所，效果良好，针12次病愈，至今未见异常。

病例四：男，17岁，于空调房吃完海鲜后，自觉左脸麻木，口角向右偏，不能吹气，不能鼓腮，人中沟平，眼裂来诊。查体：血压138/83mmHg，体温36℃，心率68次/分，呼吸18次/分。神情神态正常，面浮，饮食可，二便可，余未见异常，舌苔红，薄白苔，脉浮紧。

症状：口眼歪斜，面瘫。

辨证：风寒袭表，经络闭塞。

治则：祛风邪，解表毒，温经通络。

方解：重用君穴：风池、翳风、翳明，针尖朝耳根部方向去风邪；臣穴：（透针法）攒竹与鱼腰，迎香与睛明，四白与承泣；佐穴：合谷、曲池，滋阴益脉；使穴：太冲，清泻肝胆。

用法：透针法，平补平泻法。

医嘱：禁吹风、空调冷气，忌食冷饮，注意复查。

病例五：李××，女，1岁2个月。父母体健，婚育年龄结婚。母亲怀孕期间妇检多次未见异常，未查三维、四维B超，足月剖宫产，医生告知婴儿各项都正常。半个月后发现患儿左足异常，1个月后左足脚趾叉开呈扇形，2个月后患儿左足板弯曲向右内翻，6个月患儿左脚板弯曲且左外踝直接触地行走。X线显示各关节、骨结构正常，踝外关节缝稍增宽，其余未见异常，医生建议长大后手术治疗，但恐不能断根。1岁2个月患儿左外踝皮肤老茧增厚，向右内上翻更明显，左外踝直接触地一拐一拐行走。家人带患儿来就诊，查患儿囟门关闭，不凹凸，其余三肢均等正常，未见天花、麻疹、脊髓灰质炎等。血压110/65mmHg，体温36.3℃，心率118次/分，呼吸21次/分，舌质淡红，苔薄微白，脉浮中有力。

辨证：暂时性脑缺氧，气血瘀滞。

治则：滋木涵水健脑，活血化瘀，化滞通经。

针刺方：A：脑灵穴、脑源穴、襞中穴、脑枢穴；B：束骨、涌泉、绝骨、血海、三阴交。

治法：先行针刺补泻，再加电位疗法5分钟。

心得：经逾百次针灸，患儿左足如正常人行走，继续巩固针灸百次，患儿至今行走如常人。

方解：A方如君臣药，健脑；B方如佐使药，活血理气，效力倍增，达治愈目的。舌根如头颅，舌根左右清筋如身躯，舌背如双下肢，好比耳朵对应人体各部位，舌背、舌根、舌尖均隐藏着诸多治病穴位。

心得："两输穴一髓会"上行达颅内，下行于病患之所，君臣佐使组方全程针灸，施治百余次患儿行走自如，再巩固百次，跑、跳、行走同常人一样，观察至今患儿未见异常。

按语：中医外治泻血疗法可以将患者体内长年累月积累的致病毒素清除干净，重新储纳新形成的血液，重建干净健康的血液循环系统，恢复患者的自愈能力。

中医外治泻血疗法临证应用

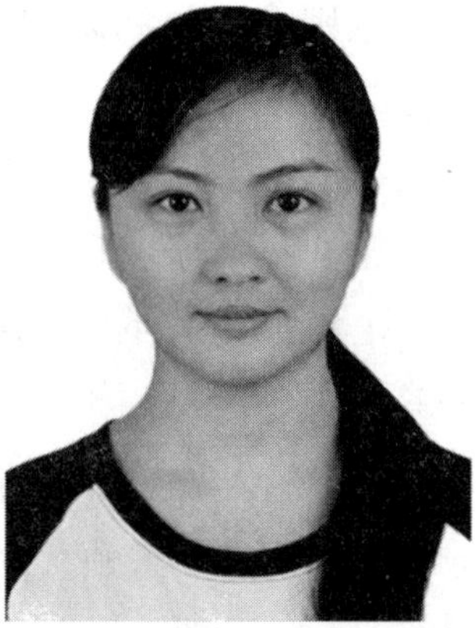

叶海粟，女，汉族，生于1987年，安徽省蚌埠市人。毕业于北京中医药大学中医专业，自幼酷爱中医学，遍阅各类古籍。无论是求学期间，还是平时实践操作，都严格要求自己勤开口问、勤动脑想、勤动手做，秉承将中医知识和传承秘方铭记在脑海中、融化在血液里、落实到实践中的标准，严于律己。平时工作中，不仅通过面诊、脉诊、手诊、舌诊和耳诊为患者准确断症、找准病因，用传承秘方对症下药，更是利用中医外治泻血疗法为患者治疗，激发患者自身脏器功能和自身免疫功能，达到清脏腑、通经络、速病愈的效果。

一、概述

泻血疗法，是自古以来被全世界验证为有效的一种自然疗法。泻血疗法又叫放血疗法、净血疗法、排瘀疗法、刺血疗法。中医认为痛则不通，通则不痛。泻血疗法是在人体各个器官供血末端最易瘀塞的通道上，有针对性地泻出寒滞及瘀血，使全身气血畅通，人体各器官发挥正常功能。

（一）历史渊源

有关中医泻血疗法最早的文字记载见于《黄帝内经》，“络刺者，刺小络之血脉也”“宛陈则除之者，出血脉也”，并明确地提出刺络泻血可以治疗癫狂、头痛、暴喑、热喘、衄血等病证。相传扁鹊在百会穴放血治愈虢太子的“尸厥”，华佗用针刺放血治疗曹操的“头风症”。唐宋时期，泻血疗法已成为中医大法之一。据《新唐书》记载，唐代御医用头顶放血法治愈了唐高宗的“头眩不能视症”；宋代将该法编入针灸歌诀“玉龙赋”；金元时期，张子和在《儒门事亲》中的针灸医案，几乎全是以针刺放血取效，并认为针刺放血攻邪最捷；衍至明清，放血治病已甚为流行，针具发展也很快，三棱针已分为粗、细两种，更适合临床应用，如沿袭至今的一次性点刺针；杨继洲在《针灸大成》中较详细地记载了针刺放血的病案；叶天士用针刺疗法治愈喉科疾病；赵学敏和吴尚先收集了众多放血疗法编入《串雅外编》《理瀹骈文》中。

（二）效用分析

1. 对血液成分的影响

研究表明，泻血疗法对感染性疾病的血象有明显的影响，耳穴刺血后可使急性感染期的白细胞总数下降、淋巴细胞升高、中性粒细胞下降。临床还发现，治疗前后的血象变化呈现双向调节作用，既可使升高的白细胞降低，又可使降低者回升。另外泻血疗法对血液中钾、钠、钙离子的含量也具有调节作用。

2. 对血管功能的影响

刺血疗法是直接刺破血管出血的一种治疗方法，传统理论一直认为其具有行气活血之功。现代研究显示，以三棱针叩刺大椎治疗基底动脉供血不足者，脑血流图证实刺血确有扩张脑血管、增加脑血流量和改善血管弹性的作用。而对血瘀病人的甲皱微循环观察也发现，刺血改善了微循环障碍，缓解了血管痉挛，促进了血液循环，从而改善了组织缺氧状态，这与中医活血化瘀说颇为吻合。

3. 对神经肌肉的影响

主要是通过神经－体液的综合调节达到的。以刺金津、玉液出血为主，观察中风后遗症患者针刺前后握力的变化，结果显示，对神经、肌肉的生理功能有良好的调节作用。肌电图也显示，泻血疗法可使运动系统疾病患者的异常自发肌电减少或消失。

4. 对免疫功能的影响

实验证明，泻血疗法可以提高人体免疫功能，激发体内的防御机能，如有人以泻血疗法治疗病毒性疣，并在泻血前后做了 OT 和 PHA 皮试、末梢血淋巴细胞计数、淋巴细胞转化试验、免疫球蛋白及补体 C3 测定。结果发现，上述各项免疫指标在泻血后均较泻血前明显提高，并且在治疗后一月随访，各项免疫指标仍然继续增高。

5. 对消化功能的影响

泻血疗法对胃肠运动和消化液分泌具有明显的调节作用。实验资料也证实了这一作用，如挑刺四缝穴后，可以使胃蛋白酶的活性增高，原胃酸较高者稍下降，较低者均上升。同时，还可使肠内胰淀粉酶和胰脂肪酶的含量增高。

除此之外，泻血疗法对体温调节功能的影响也做过临床观察，从已有的工作成果看，基本上证明了泻血疗法对机体的调节作用是多方面的、双向的，呈现一种良性的调节。当然，要全面阐明其作用机制，还有很艰巨的工作要做。

（三）适应证

泻血疗法不仅可以清除瘀血，还可以促进自身的血液循环，从而改善病灶细胞和周围神经细胞功能。通过泻血疗法排出血液中的甘油三酯、胆固醇、自由基复合物、蛋白纤维血栓，不仅对心脑血管疾病具有很好的防治作用，更对很多久治不愈的疑难杂症有显著的疗效。

二、优势

（一）舌下取栓

通过舌下的金津、玉液两个穴位，按照子午流注开穴法，排出血液中的甘油三酯、胆固醇等血液垃圾，对心脑血管疾病具有很好的防治作用。因舌下神经的血供非常丰富，舌系带两旁静脉泻血不仅可以清除瘀血，促进舌肌本身的血液循环，还可促进提供舌下神经血供的其他部位的血液循环，从而达到改善脑细胞及周围神经细胞功能的作用。

（二）无痛刮痧

无痛刮痧是以中医经络腧穴理论为指导，通过特制的刮痧器具和独特的手法，蘸取各类药油，在体表进行反复刮动、摩擦，使皮肤局部出现红色粟粒状或暗红色、青紫色等病灶点“出痧”变化，从而达到活血通络透痧的作用。还可搭配三棱针刺血疗法使用，加强活血化瘀、祛邪排毒的效果。

（三）三棱针刺血

三棱针刺血疗法是通过对身体经络穴位的针刺泻血，将气血中的病邪排出体外，从而达到祛湿通络、调和气血、平衡阴阳和恢复正气的一种有效治疗方法，主要有散刺法、叩刺法、挑刺法、割点法、针罐法等。手法宜轻、浅、快、准，深度以 0.1 ～ 0.2 寸为宜。出血量一般根据施针部位不同，以数滴至数毫升为宜，也有多至 30 ～ 60ml 者。

三、治疗禁忌

1. 体质虚弱的患者不宜

放血疗法属于泻法，如果患者本身比较虚弱，采用泻血疗法不但不利于病情的恢复，还会对患者的身体造成严重的伤害。

2. 传染病患者不宜

由于传染病患者的血液中已经含有某些病毒，如果采用泻血疗法，有可能导致患者又受到外界的感染，加速病毒的传播，会严重地影响患者的恢复，还会导致患者患上其他方面的疾病。

3. 孕产妇不宜

由于孕妇在怀孕期间体温会明显高于常人，这时候采用泻血疗法，有可能导致孕产妇发生抽搐、神经系统紊乱，对其造成严重的伤害，甚至会危及胎儿的安全，所以，孕产妇一般不采用泻血疗法。

五、病案举例

病例一：带状疱疹

庞××，女，43岁，北京市昌平区人。2018年12月27日在北京昌平区医院经检查诊断为带状疱疹。治疗前状况：右大腿内侧至根部、臀部片状丘疹且伴有水泡，疼痛难忍，坐卧不安。2018年12年28日就诊，经查体后采用三棱针刺血疗法。直刺患处后，再在患处围刺，并拔罐放血。该患者经此法治疗两次后痊愈。一月后随访，病情未反复，已痊愈。

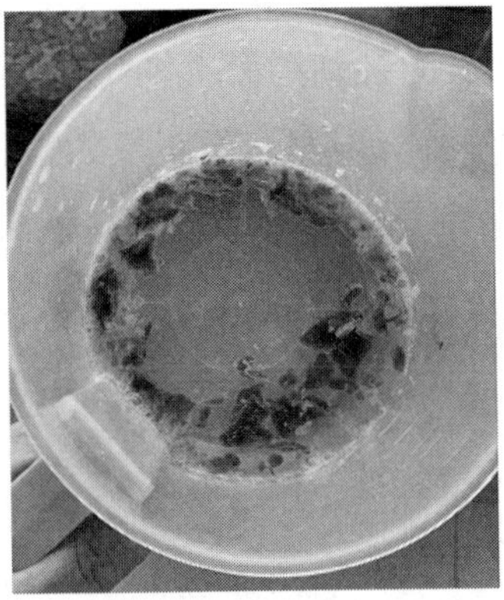

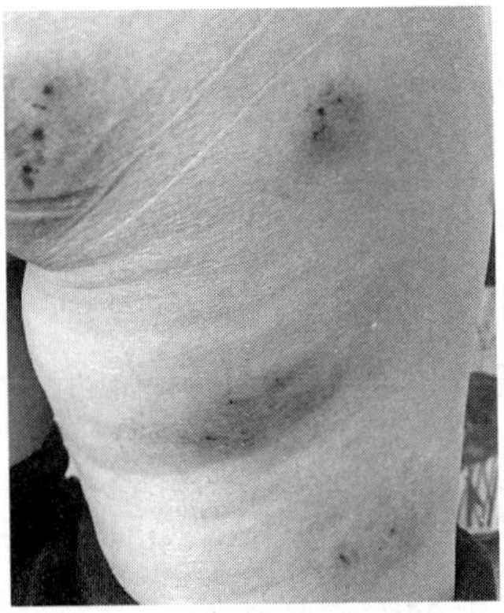

病例二：卵巢巧克力囊肿

刘××，女，29岁，北京市昌平区人。2017年5月北京大学国际医院检查报告诊断为卵巢巧克力囊肿。治疗前状况：经过一年多口服药物、输液等治疗，没有好转，后经手术切除囊肿并长期服用避孕药控制月经量和激素分泌，2018年12月医院检查诊断为卵巢巧克力囊肿复发。2018年12月来就诊，经查体后，采用臀部刮痧、刺血疗法。三个疗程后，月经正常，卵巢巧克力囊肿缩小。

病例三：偏头痛

任××，女，65岁，北京市昌平区人，18岁至今时有偏头痛并伴有呕吐感，长年大量服用止痛药。自2018年夏季开始，大量服用止痛药效果不佳，加大剂量后仍无果，且头痛次数增多，间隔时间缩短。2018年12月19日就诊，经查体后，采用舌下取栓，搭配三棱针刺血，取穴太阳、委中、百会、尺泽。经过两个疗程治疗后，头痛消失。一个月后随访，病情无反复，较稳定。

病例四：高血压

王×，女，65岁，内蒙古自治区乌兰察布市人。患高血压十余年，伴头晕、头痛、心悸，长年服用降压药。2018年12月17日就诊，经查体后，血压左侧145/92mmHg，右侧152/88mmHg（服用降压药后）。采用舌下取栓，搭配三棱针刺血，取穴大椎、太阳。一个疗程后，不适感消失，血压降至左侧111/77mmHg，右侧124/81mmHg。两个月后随访，病情无反复，完全停服降压药，已痊愈。

病例五：习惯性流产

王×，女，32岁，安徽省滁州市人。婚后三年多次生化妊娠、胎停孕、自然流产，2017年5月稽留流产后，一直未采取避孕措施，仍未孕。2018年12月就诊。经查体后，采用刮痧疗法，搭配三棱针刺血，取穴阿是穴。三个疗程后，HCG检测阳性，北京大学国际医院检查各项指标均正常。

按语：邢树明对于很多疾病都有自己独到的见解和治疗思路，这里仅对坐骨神经痛、面瘫、颈椎病、中风后遗症、子宫肌瘤、子宫腺肌瘤、腰椎病、膝关节疼痛、前列腺增生等疾病的治疗经验进行了分享。

针灸治疗常见病经验

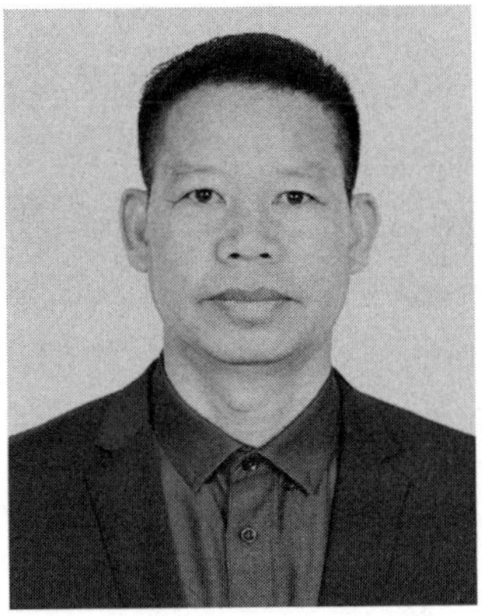

邢树明，国际针灸师，1964年出生，河北邯郸人。自幼受家族影响，热爱中医，1987年自部队复员以后，奔赴各地拜访名医学习针灸、正骨、推拿等，得到过多位名老中医的指点和引导，拜师于中国中医科学院王宏才教授门下，在疼痛、糖尿病和高血压治疗方面有自己的独到见解和治疗思路，擅长治疗面瘫、脑瘫、截瘫、中风后遗症、偏瘫等疑难杂症。又跟随国医大师李佃贵教授学习中医中药，进行浊毒理论研究，并应用于临床，取得了较好的效果。

一、坐骨神经痛

（一）概述

坐骨神经痛是指沿坐骨神经分布区域，以臀部、大腿后侧、小腿后外侧、足背外侧为主的放射性疼痛，症状是由臀部向下呈阵发性、放射性疼痛。坐骨神经主要由神经和骶神经组成，从骨盆穿中经臀部向下延伸至腘窝到脚后，当坐骨神经受到长时间压迫或者药物刺激，就会做出反应——疼痛，同时会影响周围区域的肌肉和皮肤感觉。

（二）病案举例

靳××，男，43岁，司机。患坐骨神经痛，小腿麻木，痛至脚外侧，有腰椎间盘突出病史3年，多处求医无效。

针灸处方：取环跳、阳陵泉。患者侧卧，患侧腿在上伸直，另一腿膝盖弯曲，直刺环跳穴，用4寸针，刺入2.5～3.5寸，得气后再行提插捻转手法（补法），使针感传至脚底，以脚心、手心出汗为宜，如针感至膝盖不再往下传导，可在患侧阳陵泉针刺，用3寸针，进针得气，行提插捻转手法（补法），使针感继续传导至脚底。疗效：一次见效，三次痊愈，症状消失。

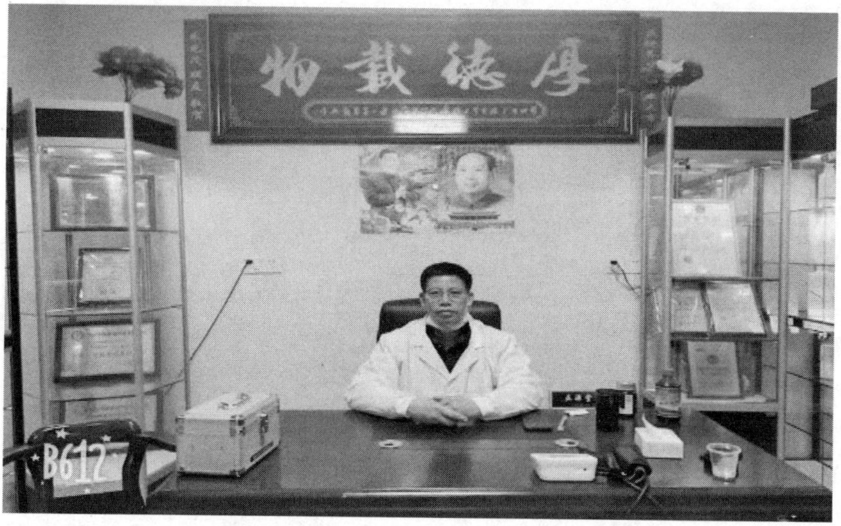

二、面瘫

（一）概述

面瘫（分中枢型、周围型）因人体正气不足引风邪入侵，受寒致面部神经肌肉麻痹。面瘫也称神经性面瘫，临床上以口眼歪斜、两只眼睛大小不一样、眉毛高低不一致为主要特征，若不及时治疗会引起面部肌肉瘫痪、萎缩，同时会引起神经元受损，而受损神经元兴奋又抑制了正常的神经功能，需要重新建立神经通道。面神经炎是引起周围性面瘫的主要原因。

（二）病案举例

黄××，男，42岁，患面瘫14年，口歪，两眼不对称，针灸一次见效，十次治愈。

针灸处方：患侧取颊车、地仓穴，健侧取合谷、龈交、颧髎、翳风穴，温针灸下关穴，可在龈交穴挑刺出血5～10滴，取下关穴时闭口，用2寸针在凹陷处进针，得气后放上艾炷，温针灸30分钟。疗效：一般2～3周可治愈。

三、颈椎病

（一）概述

颈椎病是指颈椎间盘退行性病变、颈椎肥厚增生以及颈部损伤等引起颈椎骨质增生，或椎间盘脱出、韧带增厚刺激或压迫颈脊髓、颈部神经、血管而产生一系列症状的临床综合征。主要表现为颈肩痛、头晕头痛、上肢麻木、肌肉萎缩，严重者双下肢痉挛、行走困难，甚至四肢麻痹、大小便障碍、瘫痪。颈椎病是一种常见病、多发病，特别是在当今这个时代，由手机、计算机引发的颈椎病更多，有的还伴有头痛、头晕、失眠、肩痛、手指无力等症状。

（二）病案举例

王××，女，31岁，自述头痛、头晕、颈椎难受。触诊风池、风府胀满，按压有疼痛感；两乳突连线有结节，按下痛；第3、4、5、6、7颈椎关节紊乱。

针灸处方：在两乳突连线上找痛点，点刺，第3、4、5、6、7颈椎旁开1.5寸进针，斜刺风府穴与双侧风池穴。口服中药天麻钩藤饮。疗效：一次见效，七次治愈。

四、中风后遗症

（一）概述

第一次脑中风一般是一侧瘫痪（偏瘫），又分硬瘫与软瘫。

硬瘫多表现为挎篮状态和画圈步，上肢因阴经强盛、阳经虚弱、屈肌痉挛形成挎篮状态，主要表现为肘、腕、手指关节痉挛；下肢因阳经强盛、阴经虚弱、伸肌痉挛形成画圈步，主要表现为膝、踝、足趾关节痉挛。软瘫主要表现为上肢、下肢无力。

（二）病案举例

莫××，男，46岁，上肢零力度，下肢需要有人搀扶才能走路，中风6个月。

针灸处方：上肢针刺曲池、支沟，得气后行提插捻转补泻，针感上传至肩部，下传至手指，配合针刺肩髃、合谷、外关、透极泉；下肢针刺环跳、阳陵泉，得气后行提插捻转手法（补法），提高下肢温度，针感传至脚底；头顶人字沟泻血。疗效：下肢一次见效，两次治愈，走路上楼不用人搀扶，和正常人一样；上肢一次见效，两次手臂可上举，七次基本治愈，症状基本消失。

五、子宫肌瘤、子宫腺肌瘤

（一）概述

子宫肌瘤是女性生殖器官中最常见的一种良性肿瘤，也是人体中最常见的肿瘤之一，又称为纤维肌瘤、子宫纤维瘤。子宫肌瘤主要是由子宫平滑肌细胞增生而成，其中有少量纤维结缔组织作为一种支持组织而存在。患有子宫肌瘤的女性多数爱生气，有宫寒、气血瘀滞、四肢寒凉等症状。子宫肌瘤分肌壁间子宫肌瘤、浆膜下子宫肌瘤、黏膜下子宫肌瘤。

（二）病案举例

李××，女，49岁，患多发性子宫肌瘤，最大的位于子宫后壁，肌瘤直径5.0cm×4.9cm，子宫大小12.9cm×11.6cm，子宫内膜厚0.6cm。

针灸处方：针灸关元穴，针进入得气后进行提插捻转手法（补法），悬灸30分钟，七天一疗程；八髎刺血拔罐，艾灸30分钟，15天一疗程，间隔两天再进行下一疗程。疗效：一次后肚子感觉舒服，四次后子宫大小变为7.6cm×6.0cm，两个月后子宫肌瘤消失。

六、腰椎病、膝关节疼痛

（一）概述

调查显示，在健康人群中，约有 30% 的人存在椎间盘膨出或突出，却没有临床的症状表现，而部分腰腿痛或坐骨神经痛患者，其影像学检查却显示正常，这属医学上要探讨的问题。在实际的工作中，我们不能因放射学或影像学检查显示某一椎间关节和椎间盘有病理改变，就认为此处是造成病痛的根源；反之，也不能因为影像学检查未见异常，就武断地认为腰椎没有问题，必须进行综合的分析，才有可能细究出病痛的根源。

（二）病案举例

贾××，男，69 岁，山东人，务农。自述腰痛乏力，膝盖痛，不能直立行走，住院 3 个月，没有得到明显改善。医院影像学检查诊断意见：L2/3、L3/4、L4/5、L5/S1 椎间盘轻度膨出，L5 椎体略前滑移，L5/S1 对应椎管略变窄，T12–L4 椎体缘略凹陷，对应面粗糙，腰椎退行性病变，腰椎不稳，双膝关节构成骨边缘骨质增生，髁间隆起变尖，内侧关节间隙变窄，关节面略硬化。

治疗思路：腰椎疾病是由局部生理结构改变引起，和脏腑病不一样。腰肌附着起点从第 12 胸椎到第 5 腰椎横突、椎体及相应椎间盘外侧，止点在股骨小转子。触诊腰肌，让患者仰卧，用双手指尖叩及髂前上棘，向内上方滑动手指，深处至腰椎体外侧。

注意：腹动脉位于此区，应由外向内触诊以免压迫此结构。手指轻轻压到腰肌斜纤维，来回弹拨，以便叩及此管状肌肉，以患者轻微抵抗屈髋确认叩及位置是否正确。确定位置正确后，双手缓慢用力下压，让患者自然呼吸，下压深度和力度因人而异，双手离开患者身体要缓慢减压，做完一侧再做另一侧，以起到放松腰肌的作用。

针法：取深层次肌肉，双侧华佗夹脊；在肾的下缘，左侧旁开 2cm，右侧旁开 3cm，横突下 2cm，腰 4、5 椎间隙棘突旁开 5 ～ 6cm，深度 2cm，配合热敷腹部与后背。

关节疼痛：检查患者髌骨的活动范围，可以左右上下推动髌骨，使髌骨活动范围扩大、灵活。

针灸处方：梁丘、血海、鹤顶、内外膝眼（温针灸）；针刺环跳穴，行提插捻转（补法）。疗效：当场见效，三次症状消失，10 天后反馈可自行直立走路。

七、前列腺增生

（一）概述

旧称前列腺肥大，是老年男子常见疾病之一，为前列腺的一种良性病变。其发病原因与人体内雄激素与雌激素的平衡失调有关。病变起源于后尿道黏膜下的中叶或侧叶的腺组织、结缔组织及平滑肌组织，形成混合性圆球状结节。以两侧叶和中叶增生为明显，突入膀胱或尿道内，压迫膀胱颈部或尿道，引起下尿路梗阻。前列腺位于直肠前，形似栗子，底部紧贴膀胱颈部，包绕着后尿道。正常成年男性前列腺底部横径 4cm，纵径 3cm，前后径 2cm，重 20g，是男性最大的附属性腺。

（二）病案举例

霍××，男，48 岁，爱喝酒、吸烟，司机。前列腺增生肥大，尿不尽，小便无力且细长，伴有腰酸、腿软、四肢寒凉、腹冷、膝关节酸痛。

针灸处方：针刺前列腺穴（会阴旁开 1 寸），0.4mm×50mm 针，留针 30 分钟，直接刺激前列腺使其缩小；点刺至会阴穴出血 10 ～ 15 滴；附子饼敷神阙穴（附子味辛，大毒，温中强阴，坚肌骨，通行诸经，主六腑沉寒，补命门衰败之火，生脾土，回肾气，补脾肾），隔姜灸（姜片 3mm，牙签穿孔，艾灸 7 ～ 9 壮）至阴穴——足太阳膀胱经之井穴，水之源头。刺血可祛瘀生新，清湿热，利膀胱，调理下焦气机。一个疗程 15 天，点刺出血 1 ～ 2 次。疗效：五次有明显改善，三个疗程基本治愈。

按语：任督二脉调理，是针对人体最核心部位进行疏导与清理的外治手法，它由柔性正骨、脏腑调理、膀胱经推拿、腿部拨经、原始点按摩、提博气与其他关键穴位点穴组成。凡中医治疗，最核心的方法无外乎调理、平衡与补泄三种。任督二脉调理，是调理身体最直接的方法之一，称之为大疏通，是对人体五脏六腑、大经络及大的交汇穴进行疏导与清理，调理之后，人体的寒湿瘀堵、外邪侵蚀，均可降低到免疫系统可自行调节的程度，故可达到治疗的目的。普通的病症，后续通过食疗和适量的运动即可达到身体平衡；重症患者，也不需要使用偏性大的药物，服用食准字中草药即可。为加强疗效，也可配合艾灸操作。

任督二脉调理疗法原理及实践

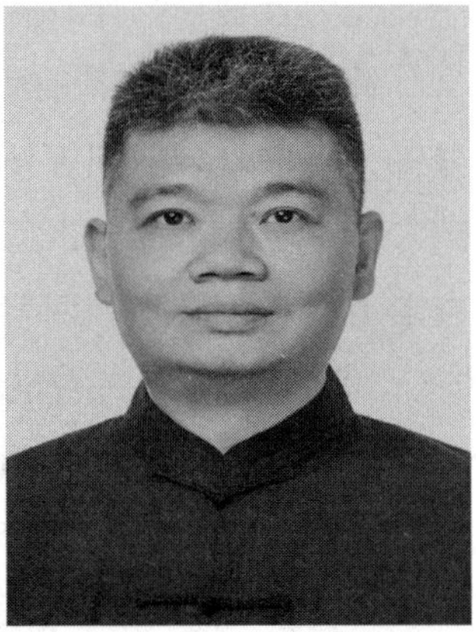

冯大军，男，高级中医针灸师，国际针灸师，师承名老中医朱云龙教授学习中医，拜太极跤创始人颜建华先生为师学习太极，2018年至今在首都国医名师大讲堂进修，学习金伯华、李定忠、温建民等名师的医术经验。

冯大军从小就倾心于对生命意义的思考，自大学起开始研究道，大学毕业后有几年曾着迷谋略论的研究，1995年开始自学英语，3年后便当上了外企英文口译。由于熟悉东西方两种文化，通过不断融会贯通，冯大军渐渐形成了可兼容东方的形象思维与西方的逻辑思维的思维习惯。2013年春因一次偶然的机会接触到中医，在吸取各种手法之长后，总结出了一套自己的手法，兴之所至，慢慢走上了中医探索之路。

一、概述

若要追溯任督二脉调理的历史渊源，也许在《黄帝内经》之前，或在传说中已失传的《黄帝外经》中。整体来说，《黄帝内经》讲的是一道一术。《素问》讲的是道，《灵枢》讲的是术，以针灸为主。从九针的形态可知，针是金属冶炼技术相当成熟之后的产物，那在此之前呢？一种技术不可能凭空产生，必有其演变过程。来看《灵枢》开篇："黄帝问于岐伯曰：余子万民，养百姓而收其租税。余哀其不给而属有疾病。余欲勿使被毒药，无用砭石，欲以微针通其经脉，调其血气，营其逆顺出入之会。令可传于后世，必明为之法，令终而不灭，久而不绝，易用难忘，为之经纪，异其章，别其表里，为之终始，令各有形，先立针经，愿闻其情。"可见《针经》针对的是余子万民。那黄帝会用什么看病？是不是还有另外的方法？即使到了现在，人们也是不愿轻易去扎针的。一是怕痛；二是怕破皮扎入体内，万一扎错了会对身体造成伤害；三是怕感染。在现代，消毒技术已趋成熟，但在当时，应该是一个大问题。还有，过去的针不像现在这么精细，会更痛。如果有同样有效的方法，又能避免上述缺陷，谁都会更愿意选择。一种技术不可能凭空产生，《灵枢》也许是从一种更本源的治疗手段里发展起来的治疗技术，但这种技术不容易掌握，只能服务于小众，而《灵枢》则容易掌握，可服务于"余子万民"。

也许是机缘巧合，在学手法之前，我遇到了上乘的武学——太极跤，因为悟性好，已稍得其精髓。这种武学发力的方式与别的武学不同，用的是受控的力。身体发力的方式一般有三种：一种由势能转换，一种由动能转换，还有一种是由压强转换。前两种是不受控的，发力过程中不能改变力的方向和大小，后一种则是可控的。使用可控的力的好处是，医者可与患者形成互动。如果力的方向和大小可变，这种力就可钻入人的身体，由于是互动，若能做到舍己从人，垃圾毒素就会顺着患者自身的通道走，可最大限度地减小对人体的伤害。调理如同疏通河道，最好的方法是全面疏通，降低河床的高度，这比局部疏通或局部堵漏要更好。

任督二脉调理的治疗范围目前还无法评估，因为医者体力很难恢复，主要用来保亲朋好友健康，故病人不多，但病的种类多，遇到什么病就治什么病。目前手法的瓶颈不在疗效，而在如何省力，如何解释疾病，以及如何维持疗效。

二、任督二脉调理常用的手法

任督二脉调理常用的手法有：揉、拨、点穴、按、推、拿、正骨、撑、点、阻、摩、拧、提、擤、肘压、插等。现分别介绍几种基本手法的操作。

1. 揉法

第一种是来回按拉揉法，用于放松腿脚部肌肉。按时掌与大小鱼际用力，拉时指腹用力，不能用手指，拉时带起的肌肉越多越好，搓拉几下后，要形成荡秋千的势，发力节奏顺势而为，换腿时，势不可断，如同揉面，将腿部肌肉与关节放松，来回一周即可。

第二种是用于放松背部的旋转揉法。腰背部用双掌掌面全贴伏均匀发力揉，臂部掌根发力揉，膀胱经侧大鱼际或小鱼际揉，也要形成荡秋千之势，发力节奏顺势，换边时，势不可断。

第三种是用于腹部清理大小肠的叠手旋转揉。

2. 拨法

拨法用于拨开大腿部位的胃经、脾经、肝经、胆经。胃经、胆经用拇指拨开，脾经、肝经用其余四指拨开。由膝至腿根循经拨，拨不动时，要稍停留，只拨陷下处，胆经太硬时，要用点按。

3. 点穴法

方法有点按、合点与旋入三种，穴位可选血海、足三里、丰隆、太溪、照海、太冲、三阴交、八髎、神阙、风门、肺俞、秉风、天宗、风池、翳风等。

4. 按法

一般是与其他手法结合使用，发力点在掌根或大小鱼际。

5. 推法

也叫撑法，用于腹部、腰部及背部膀胱经第二侧线，都是指腹用力，用来撑开这些部位的结节、条索和硬块。

6. 拿法

用于四肢、肩胛和颈部的调理。

三、任督二脉调理的技术要点

1. 丹田发力

丹田发力的好处是力由腹内气体的压强转化而来，这样在发力时，施力部位能保持很好的觉知力，可根据患者的反应随时改变力的大小和方向。由于力是由全身骨结构发出的，一动动全身，力量很稳定，医者力量稳定，患者也不会乱动，会随患者的机体状态做出反应。这样才能发现问题，解决问题。

2. 互动

任督二调的发力方式均来自太极推手，讲究“粘黏连随不丢顶”，用的是巧劲，是可控的力。一样讲究四两拨千斤，后发制人，松柔圆活，阴中有阳，阳中有阴。机体是有不随人的意志的自我反应能力的，将身体的垃圾和毒素清理走，类似太极推手里将对方推动，让对方按自己的意图走。如粘字，就是与对方身体接触后，不要随便脱离，突起突落反会造成患者机体紧张。很多情况下，手法的目的是让机体解锁，而机体紧张只会使绞锁更厉害。没有突起突落，人就很舒服、很放松，很多人在调理过程中是处于睡眠状态的，睡眠本身就是很好的身体修复方式。

3. 舍己从人

医疗按摩与休闲按摩的最大区别是前者从人，后者随己。这里的从人，是指顺对方身体的通道走。

四、病案举例

病例一：张 ×，男，12 岁，2018 年 8 月 17 日就诊。

主诉：睾丸扭转 2 圈半，医院确诊左侧睾丸坏死。阴囊肿胀大如香瓜，阴囊上部红肿，下端青紫，拒按。患者体形偏瘦，睾丸剧痛，6 天未大便，中途找过中医，拒收，也找过其他推拿医生，因无法下手，建议其手术。西医通常认为，凡出现睾丸扭转，6 小时后，睾丸就会坏死，最多不超过 12 小时，只能切除，若另一侧睾丸被严重感染，也只能切除。

查体：舌体发紫，无苔，胃经、肝经疼痛，拒按，大腿发烫，小腿发冷，小腹紧绷。

诊断：肝经受损。

治法：通便行气，消肿，松厥阴经，睾丸复位。

操作：第一步先通全身气血。第二步直接灸阿是穴，灸阴囊时，出现白斑，灸去白斑。艾灸过程中，睾丸转动了两次，患者自己也感觉到了。试着用手法复了下位，但转动的幅度仍有限。阴囊底端由青紫灸至黑红后，通过问诊，得知了病因。原来是患者长期在山泉水里游泳，伤了厥阴经所致。第三步松厥阴经，循手足厥阴经，寻找痛点，能按开就按开，不能按开，就慢慢灸开。第四步上蜂蜜栓。患者回去后，将6天的大便全拉了出来。第二天，患者能自己走了，又做了一次治疗。第三天情况越来越好。因患者父亲也学过中医，后续艾灸的工作由其父亲去完成，一个多月后，痊愈。

病例二：李××，女，61岁，2018年8月31日就诊。

主诉：最近工作较繁忙，刚一忙完，右侧头开始一阵阵的抽搐痛，极痛苦。

查体：舌体暗红，舌苔白腻，舌中泛黄。膝盖疼，腰痛（有腰椎间盘突出病史），胃痛，乳腺增生，有“富贵包”。

诊断：肝阳上亢型偏头痛。

治法：活血化瘀，平肝潜阳。

取穴：灸大椎、关元、腰阳关。

操作：第一天治疗结束后，患者所有症状消失。晚上爬山受了风，第二天又回到老样子，畏寒，头部抽搐式疼痛难忍。患者就诊时衣着较厚，头部不能受风，体内寒气很重，我在手法前加了艾灸，主灸大椎、关元、腰阳关，重点灸阳陵泉、足临泣、中渚，灸完后，患者的抽搐式头痛有所缓解，但仍一脸痛苦表情。之后采用手法调理，撑腹部时感觉右上腹内有条索，尽量将条索撑开，然后是揉腹，揉腹过程中患者突然说头不痛了。以后几天都是这样，似乎患者的大小肠通畅与否与头痛有很直接的关联。经过6次治疗后，患者痊愈。

病例三：罗××，男，64岁，2018年7月12日就诊。

主诉：脑卒中，梗在脑干。患者十多年前做过椎间盘手术，手术部位椎体大小为正常人三倍，腰背部曾因摔伤做过一次手术。半年前，因饮酒受风出现面瘫，调理5次后痊愈，这次是洗了一个冷水澡，引发脑卒中。

查体：头昏目眩，头往哪边转，房子与床就往哪边倒，后背汗出如油。

诊断：脑部血流受阻，缺血性脑卒中。

治法：益气活血，化瘀通络。

操作：患者病发，送县中医院抢救，因梗在脑干位置，经科室上报，院里会诊，认为病情严重。患者乃本人岳父，待我赶到医院时，病情已稍稳，马上给患者做了简单的脏腑调理，通膀胱经、夹脊，进行脊椎正骨，做完后，患者头不昏，目不炫，嘱其静卧休息。第二天去时，患者坐在床头与亲人聊天，又为其做了脏腑调理，通了督脉，家属坚持病完全好了再出院。第三天，患者强烈要求出院由我调理。连续 4 天为其做了全套任督二脉调理，血压、心率指标均恢复正常，动作如常人，病痊愈。

按语：纳福疗法由诊断、点穴及针灸三部分组成，不需打针、吃药，没有手术带来的恐惧感，采用三分钟手诊进行体检，更加人性化，与一般疗法形成鲜明对比。

纳福疗法简介与案例

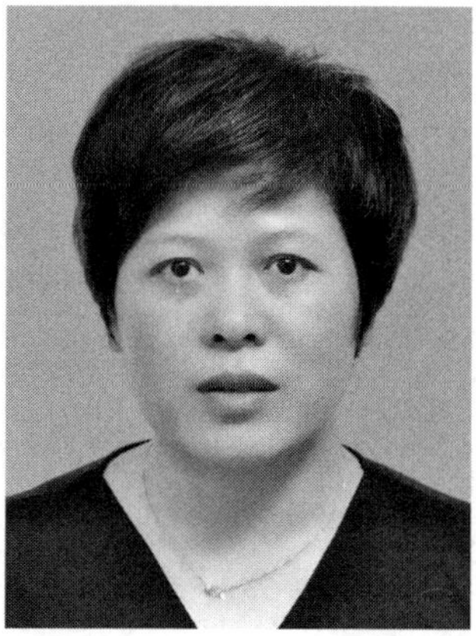

吴艳红，女，42岁，浙江省嘉兴市人。出生于中医世家，青年时期开始学习外科病的诊断与治疗，熟练掌握诊断技术、点穴技术及针灸技术，独创了闪针疗法，擅长劳损、增生、风湿、跌打损伤、抗生素滞留体内、各种炎症类及部分内科病的治疗。在股骨头坏死、脊柱炎、帕金森病及淋巴系统病变等顽疾的治疗上效果稳定、除根，可用专、精、独、绝、速、彻、明来概括其医术。

一、概述

纳福疗法是建立在中医触诊、局部手诊等诊断方法的基础之上，通过对病症宏观及微观的思索，用中医的辨证思维分析病变部位的异常状态，再综合运用点穴、针灸及药敷等方式的一套组合疗法。

多年前，我跟师学习，看见师父用手诊断患者局部，便知道患者病在哪里、痛在哪里。俗话说“师傅带进门，修行在个人”。经过六年的跟师学习、历练、摸索，我发现病变从形态上会呈现豆粒状、条索状等，位置上则有沉、有浮，症状呈现上有虚状，有实状……类型颇多。虽然这些细微变化与正常机体差异甚小，但只要用心观察研究，也都有迹可循。

然而，诊断只能判断病情，却不能带来疗效。为了解决问题，我开始试探性用点穴方法治疗，发现可以使增生快速代谢排解。然而病症是复杂的，各种类型都有。点穴方法虽好，但效率低，能治疗的病症也相对局限。有的病灶用点穴方法点开后，没多久又重新聚集回原来的部位。

受针灸古书的启发，又经多年临床实践的总结，我开始尝试用之前掌握的方法诊断，用针刺的方法治疗。经过多例患者的诊治，我发现只要找准下针方向，确定病患部位的深度、广度，掌握恰当的力度，就可以快速解决问题。从此我专心踏上了针灸治疗之路。经过不断深入学习和临床摸索，运用针灸治疗咽喉炎、淋巴节、甲状腺、鼻炎、腮腺炎、乳腺增生、肋间隙增生、阑尾炎、强直性脊柱炎、胃炎等，都取得了很好的疗效。

二、原理

纳福疗法能够准确为疾病定性、定位，为治疗找到正确方向，为疗效打下坚实的基础，适合劳损类、增生类、各种炎症类及部分内科类病症的诊断。点穴和针灸是经过触诊的准确诊断，明确病症后，对穴位进行与病症相契合的角度、力度、深度、广度的一种手法和针法。所涉及的穴位包含十四经穴位、经外奇穴及阿是穴。其原理是依据诊断结果，在患者体表适当的穴位或特定刺激线上，用手或工具进行点、按、切、针等不同手法的刺激，通过经络的传导，使体内的气血畅通，令脊柱、肌肉、经络、筋骨之间保持动态平衡，促使已经发生障碍的功能恢复正常，改变因劳损、风寒湿邪、骨质增生等造成的经络阻塞，从而使病症得到根本解除。

三、作用

针灸与点穴具有疏通经络、行气活血、扶正祛邪、增加元气等作用，可快速打通身体闭塞之经络、纠正异常的生理组织、修正偏移的骨骼位置、促使肌肉恢复正常弹性，其宗旨在于开通关窍，调动人体的恢复能力，激活人体的自愈潜能，令错综复杂的经络各行其道，重新恢复人体阴平阳秘的健康状态。

四、病案举例

病例一：杨××，女，61岁，患椎动脉型颈椎病，自述有二十多年头痛、头昏、视物昏花症状。经手诊法体检，发现其颈椎肌肉僵硬，增生严重。采用中药外敷（红花、生姜、透骨草、威灵仙、蜈蚣等十味中药加 60 度纯粮小烧浸泡发酵而成）其颈肩部位约 45 分钟，待颈部肌肉略微柔软，一手诊断病变，一手用牛角点穴棒进行有目的的点按，原本僵硬的颈部肌肉变得柔软、有弹性，但深层次的条索样症状却改善有限。于是采用针灸针快速针刺，一两分钟后，颈椎有了明显改善……几个疗程下来，症状几近消失。

病例二：张 ××，男，老军人，89 岁，双膝关节积液性增生并伴有软组织损伤、半月板损伤。五年前一个膝盖做过膝关节置换手术，医生嘱其半年后再做另一个膝盖的手术，但在饱尝术后不良反应和长期卧床等难受滋味后不想再手术。我为其未动过手术的膝盖进行手诊法诊断，发现膝关节肿大，髌骨、腓骨、胫骨边缘均有增生。经中药外敷后，用牛角点穴棒对多余的增生进行点按、触动，并告知其正确休息姿势，经过两个疗程的治疗，积液与增生彻底消失。

病例三：项 ××，男，23 岁，患强直性脊柱炎两年多。经手诊发现其颈肌僵硬，转头不灵活，双侧肩胛骨边缘增生严重，腰部水肿，身体略前倾，胸椎与腰椎对称性增生，与骨盆之间有纤维状异常。经中药外敷后，对其僵硬的肌肉及增生用牛角点穴棒进行有目的的点按；并用针灸针对其纤维状异常进行针刺；对水肿部位进行经络疏通式点穴，三次治疗后症状消失，未再复发。经过多个疗程的系统化治疗，彻底痊愈。

按语：点穴按摩提升视力的方法是徐文在跟随眼科专家学习、实践的基础上不断优化、改进、总结出来的。这套方法效果显著，给患者带来福音，被发掘为有重要学术价值的中医药外用技术方法之一。

外用点穴法治疗眼疾经验

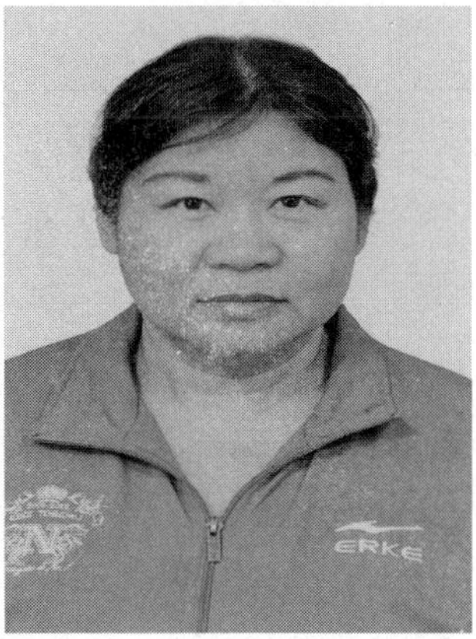

徐文，女，1968年生，四川成都人，现定居陕西省兴平市。出身中药世家，后跟随中医专家学习内科、妇科、眼科，在眼科治疗上形成了一套独创的眼科按摩经络理疗技术。

一、概述

点穴按摩提升视力方法是为治疗眼疾而配套使用的一种方法。传统中医理论认为："肝开窍于目，目得血而能视。"

随着科技不断发达，人们用眼日益增多，眼科问题越来越多，也越来越复杂，而且不断的小龄化、年轻化。

前期，我只用这套方法治疗和调整视力，但随着市场需求的变化，又逐渐加入了调理美容的内容。

对于近视、弱视，黄斑区病变，点穴按摩提升视力的方法均有治疗时间短、见效快的优势。据不完全统计，由上述症状引起的近视、弱视，治疗成功率均在90%以上，对于因血液问题引起的动脉硬化、钙化、视神经效果略慢些。

二、特色说明

经络具有通行气血与调节阴阳的作用，以十二经脉为主要通道，奇经八脉错综贯穿于十二经脉之间，起调节气血阴阳平衡的作用。十二经脉有流注次序，有阴阳表里联系，奇经八脉纵横交错地循行分布于十二经脉之间，具有加强正经之间联络与沟通的作用，从而形成了经脉之间的多种联系。

五脏六腑之精气皆上注于目而为之睛，精之窠为眼，骨之精为瞳子，筋之精为黑眼，血之精为络，其窠气之精为白眼，肌肉之精为约束，裹撷筋骨血气之精，而与脉并为系，大体指出了眼与脏腑之间的关系。

三、点穴按摩顺序

第一步：疏通经络。穴位有攒竹、丝竹空、太阳、风池、百会。

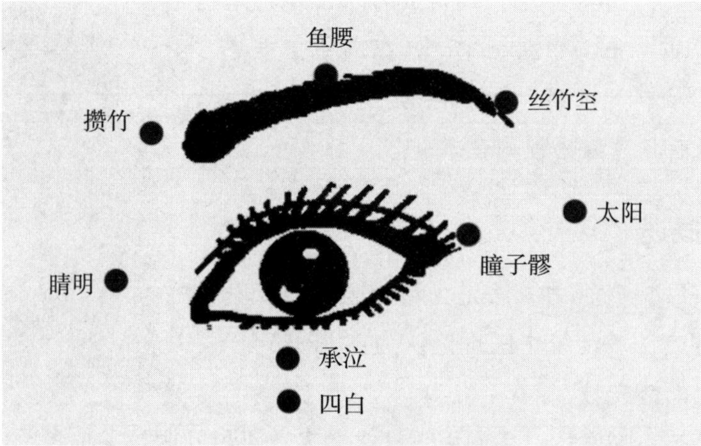

第二步：按摩顺序，先疏通眼周围穴位，到双耳，再回到攒竹、丝竹空。

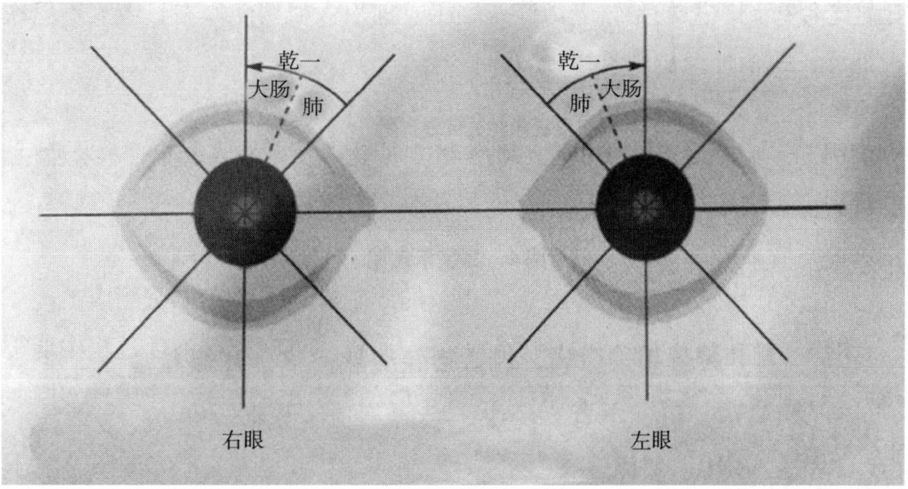

四、适应证及注意事项

（1）适应证：脾胃虚弱，肾阴虚，肾阳虚，血虚，经络受阻，视神经萎缩，眼干、眼涩。

（2）无禁忌。

（3）按摩点穴后2小时不要洗澡；如果加电疗，心脏做过支架手术的患者忌用。

五、病案举例

病例一：徐 ×，男，78 岁，2009 年就诊。白内障初期，散光，能看清左右结构的字，触电受伤 40 年，不能行走，靠双拐、轮椅出行。

辨证：脾胃虚弱，肾阳虚，慢性胃炎，前列腺肥大，视神经萎缩。

治疗：初诊时，老人告诉我，他起身站立的时候，眼前是大皮球，我判断是黄斑变性，所以用中药加点穴按摩调理了一下。半个月以后，老人告诉我大皮球变成了小皮球，一个月后又告诉我，小皮球变成了小三角形。我建议老人去医院检查，结果查出有白内障初期的病症，医生建议成熟以后做白内障手术，但老人子女鉴于老人年龄太大不希望做手术，希望仍由我继续给老人保守治疗，2 个月以后，老人眼前逐渐变成了小三角形，3 个月以后左右结构的字能看清多一半，4 个月以后，3 米远的距离左右结构的字基本全看清了，5 个月以后全部能看清了，而且这期间老人也不太起夜了，前列腺肥大也好多了。

最让她老伴感到欣慰的是，老人能走路了。前后大概两年左右，老人不但恢复了视神经，腿上神经也恢复得很好。

病例二：喻 ×，男，10 岁，2018 年 8 月就诊。自然光线下，3 米远距离，只能看到视力表第 7 行，视力 0.3。

辨证：脾胃虚弱，典型肾阴虚。

治疗：初诊时，孩子已经经历了很久的眼睛问题，多动，肾阴虚。经 4 次点穴按摩法治疗以后，孩子明显睡觉平稳，而且在点穴按摩治疗过程中能很舒服地睡着，同时吃饭好多了，治疗 6 次以后，5 米远的距离，视力提升到 1.0 以上。

病例三：崔 ×，男，60 岁，2018 年 10 月。餐后血糖 10 以上，颈斑块，双眼底视网膜动脉硬化，颈动脉内中膜增厚，左房稍大，左室舒张功能减低，慢性胃炎，幽门螺杆菌检测（呼气实验）阳性，屈光不正，骨量低下（骨量减少），血流速度减慢。

辨证：典型肾阴虚，脾胃虚弱。

治疗：初诊时，患者因常年酒肉不断，明显脸色不好，肚子大，身体凉，男科问题已经 10 年以上。经过 4 次点穴按摩治疗，视力提升了 4 行。患者打胰岛素快 10 年，经 4 次点穴按摩治疗以后，明显舒服多了，逐渐接受了治疗，但在用药上仍不配合。半月以后，血糖趋于平稳。一月以后，脸色明显光亮，血脂黏稠度降低，低密度脂蛋白降低，高密度脂蛋白提高。

按语：药灸治疗不孕不育效果显著，给众多不孕不育患者带来福音，被发掘为具有重要研究价值的外治技术方法之一。黄舒君曾在第十四届世界中医药大会上，作为传统疗法的中国代表，分享其不孕不育的科研成果。

外用药灸治疗不孕不育验方

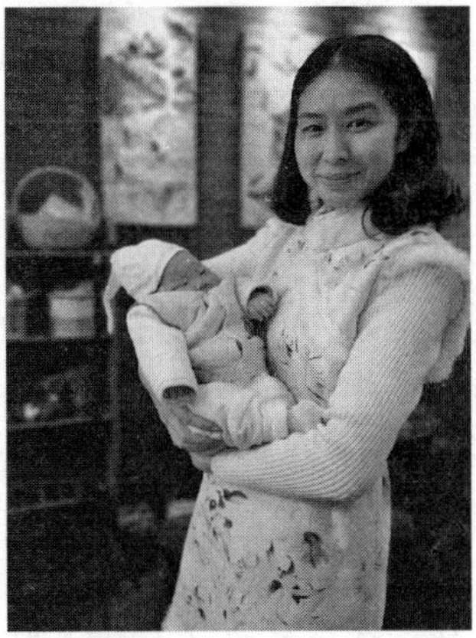

黄舒君，女，汉族，出生于1981年，广东阳春人，定居于佛山，致力于不孕不育临床与研究及中医药古方研究13年，擅长治疗不孕不育。2015年黄舒君创新改良了一种治疗不孕不育的外用工具“药灸椅”，并获得国家发明专利（专利号：ZL 2015 20494964.6）。2017年再次研发出新的专利“药灸器”（专利号：ZL 2017 21114964.4），与药灸椅配套使用的外用中药黄精干及其制备方法也通过了专利申请（申请号：201510718762.X），一种治疗女性不孕不育的中药组合物及其制备方法与应用也通过了专利申请（申请号：201810411583.5）。

一、概述

黄舒君广泛吸收中医源远流长的文化精髓，不仅对不孕不育有着丰富的临床经验，还继承了上山采药、古方制药、一指禅脉等古中医文化，并在临床研究中一直实践应用，深受广大患者欢迎。其创制的外用药灸治疗不孕不育疗法，对于因虚寒引起的正气损伤、瘀结胞中、气机不利、脉络受阻、肾阳虚、宫寒、血瘀、血虚、冲任亏虚等类型的不孕不育，均有显著疗效，且治疗时间短，见效快。据不完全统计，因上述症状引起的不孕不育，治疗成功率达80%；对于因虚寒、肾阳虚引起的不孕不育，坐灸1～2个月即见效果，个别患者坐灸2～3次即见效果。该疗法安全有效，纯外用，皮肤无创伤，舒服无痛感，操作简单。

二、特色

1. 古法制备的药灸粉

不孕不育药粉是用特殊的传统古法制备而成，主要成分为黄精干。黄精性甘，平，归脾、肺、肾经。功效为滋肾润肺，补脾益气。黄精入脾经，既能滋养脾阴，又善补益脾气。不孕不育药粉中，黄精是主方，临床上会根据患者的身体情况配上其他药材，研末成粉，与艾灸一起使用。

2. 取穴方便、操作简单

单取会阴穴进行治疗是该疗法的重点。常见的艾灸疗法中，很少取会阴穴，因为操作不方便。而此疗法因专利药灸椅的发明，巧妙地解决了操作不便的难题，把原来的不便变为舒适便利，患者在家里轻松坐上去即可。

会阴穴是人体任脉上的要穴，位于人体肛门和生殖器的中间凹陷处。会阴穴与人体头顶的百会穴为一直线，是人体精气神的通道。百会为阳接天气，会阴为阴收地气，二者互相依存，相互呼应，统摄着真气在任督二脉的正常运行，维持着体内阴阳气血的平衡。艾灸会阴穴，能疏通体内脉络，促进阴阳气血的交接与循环，对调节生理机能和治疗不孕不育有独特的作用。

在《针灸甲乙经》中就有关于会阴穴治疗妇科病的记载：会阴别名屏翳、下极、金门。属任脉。小便不通，带下，月经不调，阴部瘙痒等，可艾炷灸会阴3壮……。李时珍说过“此脉才动，百脉俱通”。

艾灸是通过经络的传导，起到温通气血、扶正祛邪作用，以达到保健治病目的的一种自然疗法。艾灸的热能是往上行，同时能驱寒散结、固本培元。会阴穴离子宫相对较近，把治疗不孕不育的药粉放在药灸椅里，让其药效通过皮肤循经吸收，药物无须经过脾胃代谢，加速了温宫散寒的功效，对于脾胃虚弱的患者是一大良法。《黄帝内经》指出：“针所不及，灸之所宜。”李时珍对艾灸也是充分肯定的：“艾灸用之则透诸经，而治百种病邪，起沉疴之人为康泰，其功大矣。”《医学入门》：“凡病药之不及，针之不到，必须灸之。”《扁鹊心书》中说："保命之法，灼艾第一。"

三、操作步骤

第一步：点燃药灸条（含有中药的艾条，成分有黄精、当归、川芎等）。

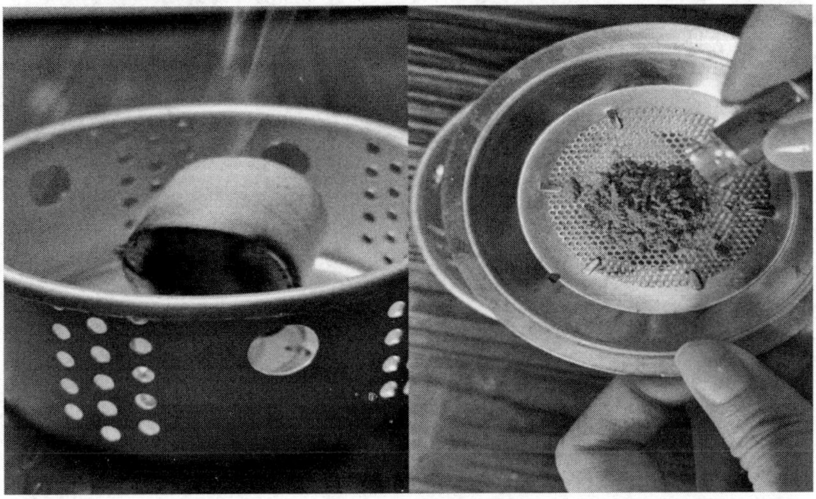

第二步：把适量的不孕不育药粉放在装有已点燃药灸条的药盒器上。

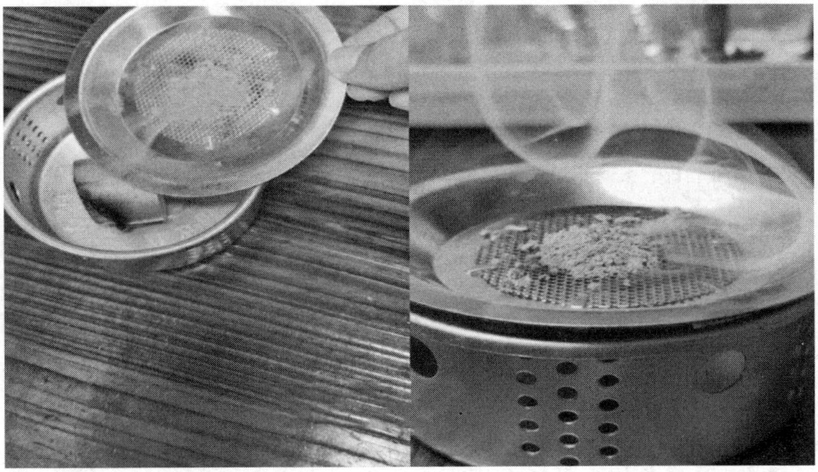

第三步：患者直接坐上药灸椅即可。此药灸椅是专治不孕不育及相关妇科疾病的，刚好对准会阴穴，在家即可使用。

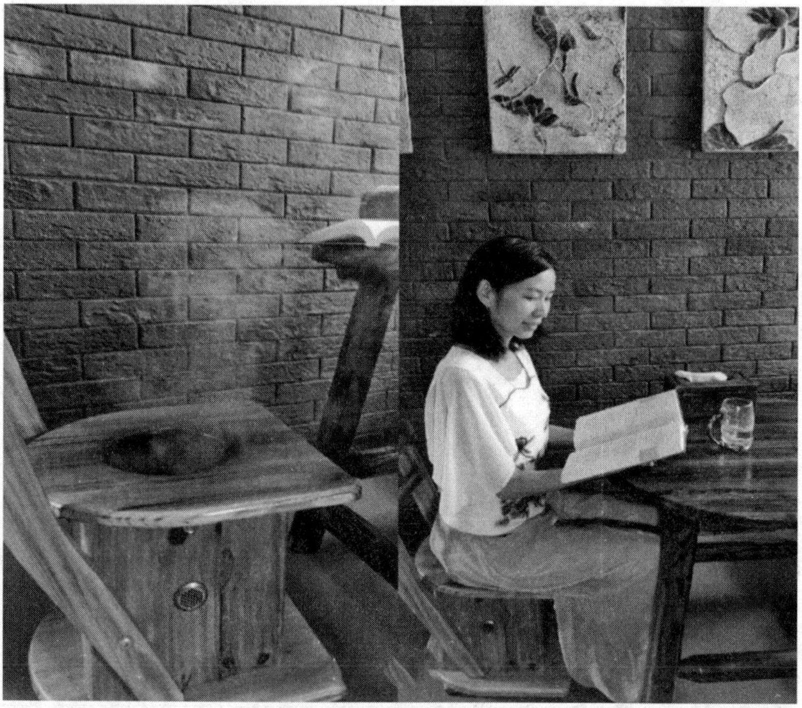

四、适应证及注意事项

（1）对于因虚寒、阳虚引起的正气损伤、瘀结胞中、气机不利、脉络受阻、肾阳虚、宫寒、血瘀、血虚、冲任亏虚等类型的不孕不育，均有显著疗效。

（2）温度适中，忌过高温，预防灸伤。

（3）用此法治疗时，需要辨证论治，治疗期间若出现阴虚火旺现象，如五心烦热、口腔溃疡，则即停灸，待虚火消退后再继续。

（4）灸后两小时内不要洗澡。灸后忌吃生冷食物及饮茶、柠檬水、果汁、冷饮。治疗期间忌泡浴、泡温泉，忌游泳，忌露肚脐、露大椎穴、露膝盖，注意避风寒。

（5）糖尿病患者和心脏做过支架手术的患者要在医师指导下使用。

五、病案举例

病例一：吴×，女，34岁，2016年7月7日初诊。结婚5年不育，婚后怀孕过一次，孕 8 ～ 10 周胎停育。之后一直接受西医治疗，边治疗边备孕，两年未再怀孕。自从胎停育施行清宫术后，患者月经后期、量少、色淡，面色晦暗无华，腰酸膝软，肢体疲乏，夜尿频多，少腹冷坠，小腹温低，自感有寒气在小腹内，且影响睡眠，睡前要用热水袋热敷才能入睡，经期尤甚。舌淡，苔白，脉沉细尺弱。手按与触摸其小腹、腰部、臀部，皮肤温度低，透出一股寒气。

辨证：肾阳虚，气血虚弱，阳虚宫寒。

治法：药灸疗法（艾灸 + 外用药粉），艾灸会阴穴，药粉成分：黄精。第一周连续 7 天，第二周之后每周 3 天。每次坐灸 40 分钟。

随访：两个月后，成功怀孕。足月后生下一健康宝宝。

病例二：李 ×，女，37 岁，2017 年 12 月 10 日初诊。已生育一胎，取环后备孕 3 年未孕，曾在医院做妇科检查未见异常，检查双侧输卵管通畅。其先生在医院检查精子正常。月经后期，35 ～ 40 天一潮，经量中等，色暗红、有血块，持续 5 天净，伴畏寒、少腹冷痛作胀、腰腿疼痛。平时白带偏多，色白、质稀，无秽味。舌暗红、苔薄白，脉沉细。

辨证：肾阳虚，宫寒不孕。

治法：药灸疗法（艾灸 + 外用药粉），药粉成分：黄精、杜仲、川芎。一周坐灸一次，每次坐灸 40 分钟，以达温肾散寒、活血调经促孕之效。

随访：由于工作较为忙碌，只坐灸了 3 次，两个月后，成功怀孕。足月后生下一健康宝宝。

病例三：董 ×，女，38 岁，2015 年 7 月 8 日初诊。结婚 6 年一直未孕，妇科检查：黄体酮激素偏低，双侧输卵管通畅。月经后期，月经量少，点滴即净，色淡，质稀，经期伴有小腹隐痛、头痛，心悸，怕风，手脚冰冷，面色萎黄，舌淡，脉细屡带血虚之象。

辨证：血虚不孕，宫寒不孕。

治法：药灸疗法（艾灸 + 外用药粉）。药粉成分：黄精、当归、川芎、砂仁根等。艾灸会阴穴，第一周连续 7 天，第二周之后每周连续坐灸 3 天。每次坐灸 40 分钟。

随访：坐灸3个月后成功怀孕。足月后生下一健康宝宝。在坐灸治疗期间偶有出现虚火上炎的情况，减为每周坐灸一次。

病例四：张×，女，35岁，2015年6月9日初诊。结婚6年一直未孕，曾在医院妇科检查，各项指标均正常。其先生在医院检查精子正常。6年来，一直吃药调理，未见好转。两年来胃胀气，排便无力，属气虚型便秘。经行涩少，色紫暗，有血块，小腹有胀痛，血块排出后胀痛减缓，舌紫暗，脉涩。

辨证：脾胃虚弱，血瘀痛经，胞宫虚寒。

治法：药灸疗法（艾灸+外用药粉）。艾灸会阴穴，第一周连续7天，第二周之后每周连续坐灸3天。每次坐灸40分钟。偶有出现阴虚火旺、五心烦热、口腔溃疡，可停灸两天，待虚火消退后再继续。

加灸：行经期间和经期前两天白天坐灸40分钟，有助瘀血随经血排出。一般有痛经或经期有血块的患者，可用此法，没有此症，经期无须坐灸。

随访：坐灸3个月后，成功怀孕。足月后生下一健康宝宝。

病例五：黄×，女，38岁，2014年5月18日初诊。已生一胎，现7岁，备孕二胎两年未果，曾在医院妇科检查，有盆腔积液、多囊卵巢综合征。月经量少，月经后期，35～40天一潮，舌淡，苔白，脉沉无力。

治法：药灸疗法（艾灸+外用药粉）。药粉成分：黄精、当归、川芎。艾灸会阴穴，第一周连续7天，第二周之后每周坐灸3天。每次坐灸40分钟。

2014年6月1日二诊。患者述其坐灸时，盆腔积液从阴道如水般流出，流出后小腹感觉轻松。排积液的排病反应也出现在非坐灸时，在日常生活中，会不定期如水般涌出，几秒钟即过，没有痛感。同时，在非经期，阴道排出黑如墨的瘀血，排了两周，身体无不适，排出后倍感轻松。随后去医院检查，盆腔积液好转。

一年半后随访：患者坚持在家坐灸了半年，再去医院检测，多囊卵巢综合征痊愈，现已生下一健康宝宝。

病例六：蔡×，女，38岁，2016年7月20日初诊。一个月前因宫外孕大出血，切除了一侧输卵管，另一侧输卵管检查为不通畅。西医诊断无法自然受孕。平素有头晕耳鸣、小腹寒凉、腰膝酸软、精神疲倦等症状，术后加重，月经量少，三天净，点滴即止。舌淡，苔薄白，脉沉细，面色苍白，唇白。

辨证：肾气不足，冲任虚衰，冲任不调，血海失司，故宫外孕、月经量少；肾主骨生髓，腰为肾之府，肾虚则腰膝酸软，精神疲倦；肾开窍于耳，脑为髓海，髓海不足，则头晕耳鸣；气化失常，则小便清长，经色淡暗、质稀；舌淡，苔薄白，脉沉细，均为肾气虚之象。

诊断：不孕症（肾气虚证）

治法：补益肾气，调补冲任。药灸疗法（艾灸＋外用药粉）。药粉成分：黄精、当归、川芎。艾灸会阴穴，第一周连续 7 天，第二周之后每周坐灸 3 天。每次坐灸 40 分钟。另配内服中药：当归 8g，熟地黄 8g，川芎 8g，桂枝 10g，桂圆肉 5 粒，干姜 5g，炙甘草 5g，黄精干 10g。7 剂水煎服，每天 1 剂，早、午分两次服用。

由于患者刚切除输卵管不久，配合上方中药，可治血气俱虚、经脉不调，不受孕者。方中佐以黄精入脾经，既能滋养脾阴，又善补益脾气。黄精甘，平，归脾、肺、肾经，可滋肾润肺、补脾益气。

随访：时隔一年多，患者于 2017 年 8 月顺产一男孩。

病例七：严 ×，女，30 岁，2007 年 5 月 5 日初诊。患者未避孕 4 年不孕，在医院检查妇科一切指数正常。其先生在医院检查精子质量正常。月经后期，带下量多，色白质黏。近五年来，形体肥胖，咽喉有异物感，晨起痰多，胸闷呕恶，便溏便黏，时有心悸头晕。舌淡胖，苔白腻，脉滑。

诊断：不孕症（痰湿内阻证）

辨证：素体脾虚，聚湿成痰，便溏便黏；肥胖之体，躯脂满溢，痰湿内盛，壅滞冲任，故婚久不孕；痰阻冲任、胞宫，气机不畅，故月经后期；湿浊下注，则带下量多，质黏稠；痰浊内阴，饮停心下，清阳不升，则咽喉有异物感；晨起痰多，胸闷呕恶，头晕心悸，舌淡胖，苔白腻，脉滑，均为痰湿内停之象。

治法：燥湿化痰，理气调经。药灸疗法（艾灸＋外用药粉）。因需要燥湿化痰，故在常用的药粉成分上增加了陈皮与春砂仁。药粉成分：黄精、当归、川芎、陈皮、春砂仁。艾灸会阴穴，第一周连续 7 天，第二周之后每周坐灸 3

天。每次坐灸 40 分钟。

随访：坐药灸椅后不到两个月就怀孕了。于 2008 年 5 月生下一宝宝。

病例八：黄 ×，女，26 岁，2016 年 9 月 2 日初诊。结婚 3 年未孕，在医院作妇科检查未见异常，双侧输卵管通畅，其先生在医院检查精子正常。一直接受中西医治疗，未见效果。月经先期，量少，5 天净，20 天一行。无人流史，未做过盆腹腔手术，右肾结石。舌红，少苔，脉细数；大便干结、腹胀；五心烦热，头晕耳鸣，失眠多梦，口腔溃疡 5 天未愈。

辨证：肾阴亏虚，冲任血海匮乏，胞宫失养，故致不孕；精血不足，则月经量少；阴虚内热，热迫血行，故月经先期；口腔溃疡，大便干结、腹胀，血少津亏，阴液不充，任带失养，阴窍失濡，故头晕耳鸣、失眠多梦；五心烦热，舌红，少苔，脉细数，均为肾阴虚之象。

诊断：不孕症（肾阴虚证）

治法：先滋阴降虚火，后调补冲任。由于患者阴虚火旺，先内服中药，以清内热降虚火，再坐药灸椅调补冲任。生石膏 30g，竹蔗干 30g，雪梨干 30g，粳米 10g，水煎服。每日 1 剂，早、午分两次服用。连服 3 天。待内热消退再施行药灸疗法（艾灸 + 外用药粉）。药粉成分：黄精、当归、川芎等。艾灸会阴穴，每周坐灸 3 天。每次坐灸 40 分钟。

随访：坐药灸椅 1 个月后，成功怀孕。足月后生下一健康宝宝。

按语：中医外敷治疗法具有悠久的历史。中医外敷疗法是以中医基础理论为指导，应用中草药制剂，施于皮肤、孔窍、腧穴及病变局部等部位的治病方法，属于中药外治法。外治法是中医治疗学的重要组成部分，较内治法更为简便、实用，是我国劳动人民在几千年来同疾病作斗争过程中总结出来的一套独特的、行之有效的治疗方法。

中医外敷法治疗（真菌性）阴道炎心得

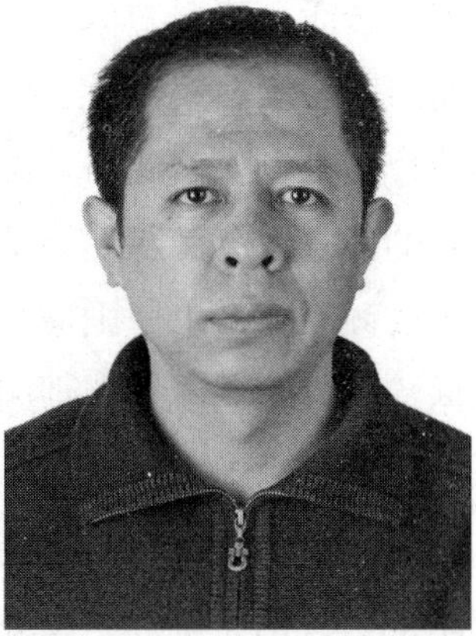

李冬升，男，生于1975年。原籍山东省聊城，现居山西省阳泉市。毕业于山西医科大学中西医结合专业，师承其父学习传统中医（祖传中医），把现代医学理论和传统中医相结合，在治疗各类疾病方面取得了很好的疗效。2003年取得执业中医师资格证书，2014年取得执业中药师资格证书。从事中医内科临床工作二十余年，对中医内科的各种常见病，尤其是对胃病、心脏病和癌症的治疗积累了丰富的经验，擅长发挥中医辨证论治优势，取得良好的疗效。

一、概述

中医穴位贴敷给药是一种古老的给药方式，最早见于《五十二病方》。清代名医徐灵胎云："用膏贴之，闭塞其气使药性从毛孔而入其腠理，通经贯络、或提而出之、或攻而散之，较之服药尤有力，此至妙之法也。"

真菌性阴道炎或念珠菌性阴道炎即外阴阴道假丝念珠菌病（VVC），是由念珠菌引起的一种常见多发的外阴阴道炎症状疾病。白色念珠菌为条件致病菌，10% ～ 20% 的非孕妇女及 30% 的孕妇阴道中均有此菌寄生，但菌量少不致引起症状。当全身及阴道局部免疫力下降，尤其是局部细胞免疫力下降，白色念珠菌大量繁殖，才有机会引发阴道炎症状。

二、病因

1. 西医病因

念珠菌是一种真菌，通常能引起阴道炎的是念珠菌中的白色念珠菌。念珠菌对热的抵抗力不强，加热至 60℃，1 小时后即可死亡，但对干燥、日光、紫外线及化学制剂等的抵抗力较强。

2. 中医病因

生殖器念珠菌病是由于湿热、寒湿在体内蕴结，加之感受毒邪所致。湿热、寒湿是内因，毒邪是外因，内因外因相互作用往往使病情缠绵。湿邪日久必然要伤阴，出现湿热阻滞的虚实夹杂的症候。急性发作时，以湿浊、热毒为主，瘀滞、寒湿为次，所以治疗上也以清热解毒、利湿化浊为主，结合化瘀止痛。转为慢性炎症时，以瘀滞、寒湿为主，湿热为次，但虚症逐步明显，所以治疗上也以化瘀通络、温补脾肾阳气、渗湿健脾为主。中医药适合调治慢性久病的虚实夹杂、寒热错杂。虚者越虚，逐渐转化为以虚为主；实者愈实，从而形成顽固性疾患。则应从肝、脾、肾三脏入手，运用健脾、补肾、疏肝法。根据病因又可分为肝肾阴虚内热证、肝胆湿热证、脾虚湿热证、脾肾阳虚寒湿证。肝肾阴虚内热证由于病程日久，损伤肝肾、耗伤阴液，致使肝肾阴亏；肝胆湿热证（湿毒蕴结）由于湿热之邪蕴结日久，致使生虫成毒，湿毒蕴结伤及阴部出现诸多症状；脾虚湿热证由于先天脾胃虚弱和后天失养致使气血亏虚、湿热内阻瘀久；脾肾阳虚寒湿证由于脾肾阳气不足，脾阳虚则水湿不运，肾阳虚则水湿不能气化而排出。

三、临床症状

念珠菌性阴道炎的典型症状是外阴瘙痒，且瘙痒症状时轻时重，时发时止，瘙痒严重时坐卧不宁、寝食难安，炎症较重时还可能出现排尿痛、性交痛等。白带增多是本病的另一典型症状，白带一般很稠，呈豆渣样或乳凝块状。

中医称为带下病、阴痒病。临床上根据白带的量、色、气味及全身状况给予辨证施治。

（1）肝肾阴虚内热证：主要表现为反复发作、经久不愈、面色晦暗、午后潮热、白带淡白或淡黄量少，偶有瘙痒，伴有口燥咽干、阴道干涩、手足心热、头晕目眩、腰酸耳鸣等。

（2）肝胆湿热证（湿毒蕴结）：主要表现为带下量多、色黄白，如豆渣样，有臭味或夹有血丝，阴部瘙痒，甚至红肿、溃烂、尿频、尿急、尿痛，大便不爽，舌苔白腻，脉滑。

（3）脾虚湿热证：主要表现为带下清稀如水样，量多色白绵绵不绝，无腥臭味，外阴瘙痒、烧灼痛，面色㿠白或萎黄，神倦，纳少、口黏腻或口苦，便溏，舌淡胖，苔白或腻，脉濡缓或濡数。

（4）脾肾阳虚寒湿证：主要表现为面色黄白无光、食欲减退、腹痛绵绵、喜温喜按、大便稀溏、下肢无力、腰膝酸软、小便短少或者清少、带下量多、清稀。

四、治疗

（一）西医治疗

口服抗真菌药物和外用栓剂，静脉给药。

（二）中医治疗

肝肾阴虚内热证以滋补肝肾、杀虫止痒为要，肝胆湿热证（湿毒蕴结）以清热除湿、解毒止痒为要，脾虚湿热证以健脾燥湿、清热杀虫为要，脾肾阳虚寒湿证以温补脾肾、祛寒除湿为要。以上治疗均以口服、外洗、肌注、静脉给药为常见治疗方法。

中药透皮穴位贴敷治疗是在传统中药穴位贴敷治疗手段的基础上，采用透皮载体配合中药粉辨证治疗。外用药物利用载体通过经络循行速达病所，起到疏通经络、调达脏腑、通经贯络而作用于全身的作用。穴位贴敷疗法在发挥药物治疗作用的同时，发挥了经络腧穴对人体的调节功能，是二者相互协同、相互激发和叠加的结果，同时避免了通过肠胃、静脉、肌肉等途径大剂量给药而产生的药物不良反应和抗药性弊端。

1. 选穴原则

温补脾肾固本培元，清热燥湿化瘀止痒。

（1）命门：属督脉。主治虚损腰痛、遗尿、泄泻、遗精、阳痿早泄、赤白带下、月经不调、胎屡坠、汗不出等。

（2）神阙：固本培元，回阳救逆，和胃理肠。主治泻痢脱肛、中风、脱证、五淋、腹痛、风痫、水肿、鼓胀、肠炎、痢疾、产后尿潴留。

（3）关元：属任脉，足三阳经脉之会。主治中风、脱证、肾虚、气喘、遗精、阳痿、疝气、遗尿、淋浊、尿频、尿闭、尿血、月经不调、痛经、经闭带下、崩漏、腹痛、泄泻、痢疾、尿路感染、外阴瘙痒及妇科炎症。

（4）三阴交：属足太阴脾经穴，健脾和胃，调补肝肾，行气活血，舒经通络。主治肠鸣、腹胀、腹泻等脾胃虚弱诸证，以及月经不调、带下阴挺、不孕病症。

（5）气海：益气助阳，调经固经。主治腹痛、泄泻、便秘、遗尿、月经不调、经闭、虚脱、形体羸瘦。

（6）阴陵泉：清利湿热，健脾理气，益肾调经，通经活络。

（7）丰隆：调和胃气，祛湿化痰，通经活络，补益气血。

2. 贴敷用药

（1）巴戟天：味辛、甘，性微温，入脾、肾经。补肾阳、强筋骨，祛风除湿。

（2）苍术：味辛、苦，性温，入脾、胃经。燥湿健脾，祛风湿。

（3）秦皮：味苦，性寒，入肝、胆、大肠经。清热燥湿，清肝明目，收涩止痢。

（4）白芷：味辛，性温，入肺、脾、胃经。祛风燥湿，消肿止痛。

（5）蛇床子：味辛、苦，性温，有小毒，归肾经。温肾阳、祛风、燥湿、杀虫。

（6）黄柏：味苦，性寒，归肾、膀胱经。清热燥湿，泻火解毒。

（7）生大黄：味苦，性寒，归胃、大肠、肝、脾经。善攻积滞，清湿热，泻火。

（8）艾叶：味辛、苦，性温，归脾、肝、肾经。芳香温散，可升可降，温养经络，降湿杀虫。

（9）苦参：味苦，性寒，入肝、肾、大肠、小肠经。清热燥湿，具杀虫，利尿之功效。

以上穴位合药物交替使用，使用 7 天、休息 3 天，直至痊愈。

五、病案举例

病例一：张 ×，女，38 岁，会计，已婚，顺产足月男婴，2018 年 3 月 15 日就诊。

主诉：外阴瘙痒，伴小腹坠胀 3 年有余。面色黄白无光泽，体型适中，舌苔黄腻，白带黄白相间呈豆渣样。口气酸腐，白带伴有腐臭异味。睡眠差，大便略干，小便黄，食欲差，下腹坠胀，腰膝酸软无力，外阴瘙痒伴红肿热痛。左寸关尺右尺脉沉无力。前期治疗服用大量抗生素、外用栓剂洗剂和中药汤剂，导致患者惧怕吃药，故选择采用中药透皮贴敷治疗。

诊断：湿热下注（肝胆湿热型真菌性阴道炎）

治疗：清热利湿，温养经络，除湿杀虫。

用药和选穴：①生大黄、苍术、黄柏调膏，外敷神阙穴；②蛇床子调膏，外敷命门穴；③秦皮、白芷调膏，外敷阴陵泉穴；④苦参调膏，外敷关元穴。根据贴敷情况随症加减药物和替换穴位，直至痊愈。

病例二：李 ×，女，65 岁，工人，已婚，育有两子，2017 年 6 月 22 日就诊。

主诉：白带色淡，量不多，有异味，伴腰酸头晕十余年。面色晦暗，体型羸瘦，舌苔腻。外阴瘙痒反复发作，阴道干涩，手足心热，伴头晕耳鸣、视物不清、腰膝酸软，脉沉弦细。

诊断：湿热下注（肝肾阴虚内热型真菌性阴道炎）

治疗：补益肝肾，清热化湿，杀虫止痒。

用药和选穴：①苍术、苦参调膏，外敷神阙穴；②巴戟肉调膏，外敷命门穴；③秦皮、白芷调膏，外敷阴陵泉穴；④蛇床子、黄柏调膏，外敷三阴交穴。根据贴敷情况随症加减药物和替换穴位，直至痊愈。

病例三： 哈×，女，28岁，营业员，已婚，育有一子，2017年8月19日就诊。

主诉：白带量多，腰酸头晕，下肢乏力十余年。面色晄白，体型偏胖，舌苔湿腻有瘀斑，白带黄白相间，质稀，有臭味。纳差，大便溏稀，小便黄，下腹坠胀，腰膝酸软无力，外阴瘙痒连绵不断，脉沉滑细。

诊断：湿热下注（脾虚湿热型真菌性阴道炎）

治疗：健脾燥湿，清热化湿，杀虫止痒。

用药和选穴：①苍术、苦参调膏，外敷神阙穴；②巴戟肉调膏，外敷命门穴；③秦皮、白芷调膏，外敷丰隆穴；④艾叶、黄柏调膏，外敷关元穴。根据贴敷情况随症加减药物和替换穴位，直至痊愈。

病案四： 梁×，女，55岁，仓库保管员，已婚，育有三子，2017年9月21日就诊。

主诉：白带量多如水，腰膝酸软、下肢怕冷。面黄白，体型中等，舌苔白腻，白带清稀，气味不重。食欲减退，腹痛隐隐，喜温喜按，大便溏稀，小便短少，夜间尿频量少，下腹坠胀，乏力嗜睡，下肢走路无力，外阴瘙痒，一日换内裤三四次，脉沉细。

诊断：脾肾阳虚寒湿型真菌性阴道炎

治疗：扶阳益气，温补脾肾，祛寒除湿。

用药和选穴：①巴戟肉、苍术、黄芪调膏，外敷神阙穴；②蛇床子、肉桂调膏，外敷命门穴；③车前子、白芷调膏，外敷丰隆穴；④艾叶、黄柏、吴茱萸调膏，外敷关元穴。根据贴敷情况随症加减药物和替换穴位，直至痊愈。

病案五： 吕×，女，55岁，公务员，已婚，育有一子，2017年9月23日就诊。

主诉：白带偏黄，量多，伴有血丝，质稠，面烧头晕耳鸣三年。面色红，体型中等，舌苔红腻有瘀斑，白带有臭味。纳差，大便干硬，小便黄，下腹坠胀，外阴红肿热痛、瘙痒难忍、坐卧不宁，脉沉滑数。

诊断：湿热下注（肝胆湿热型真菌性阴道炎）

治疗：清热泻火，清肝利湿，杀虫止痒。

用药和选穴：①龙胆草、生大黄调膏，外敷神阙穴；②蛇床子调膏，外敷命门穴；③车前子、白芷调膏，外敷丰隆穴；④栀子、苦参、黄柏调膏，外敷关元穴。根据贴敷情况随症加减药物和替换穴位，直至痊愈。

六、心得

就妇科阴道炎而言，属于腰带以下带脉所属之疾患，在急性发作期，带下量多、味重、色重，甚者伴有出血、发热、疼痛，故与湿热湿毒有关。湿者，水也，水性属阴，重着而下走，病发于下焦久成湿浊，湿浊长期稽留不去，必与肝脾肾有关。湿浊致病，不仅导致气滞血瘀的形成和加重，而且湿性黏滞附着不下，水湿、湿浊连片，久久不愈，形成顽疾。湿浊致病有三方面原因，其一是素体脾肾不足，偏于阳气虚的体质，阳气不足则百病丛生，首当其冲就是湿浊内生。其二是肝郁脾弱，湿浊黏腻重着，导致情志不畅，肝气郁结。肝者，其经络在少腹部以及绕阴器，因而肝郁气滞者，常滞于脾胃、脘腹、阴器，湿浊形成反复发作之势而难去其根。其三是阴虚及阳，由阴水不足导致阳水不足，从而阳气虚弱。当今社会生活节奏快，人们精神压力大，睡眠不足、黑白颠倒、焦虑失眠易耗伤阳气，五脏失去濡养导致阴阳失去平衡，活动量少又导致气血瘀滞而困乏无力，多食冷饮易耗伤阳气导致湿浊内生。治疗湿浊当不离脾肾肝，治脾宜升燥，因脾喜燥而恶湿；治肾宜补涩，阴阳互根方能升阳降浊；治肝宜疏达气机而气血循行自如。

临床的病症往往都是虚实、寒热错杂，治疗往往要寻根问源、标本兼治，取其重者为首要治疗方向，明辨虚实寒热，而久病扶正祛邪不可少。

按语：壮医是一门古老的民族医学，已有两千年的历史。它的生存和发展蕴含着丰富的自身规律。壮医认为，在人体“天、地、人”这个小宇宙中，天气、地气、人气是通过人体的“谷道”“水道”和“气道”以及“龙路”“火路”与其相关脏腑的制约协调作用来实现的。“三道两路”畅通，调节有度，人体之气就能与天地之气保持同步协调平衡；“三道两路”阻塞或调节失度，则三气就不能同步而疾病丛生。

壮医特别擅长用外治法调治疾病，方法有二十多种，其中刮痧、捶背、针挑、药线、拔罐、艾疗、药浴等在广西民间最为常见。这些疗法的主要功能是“通”和“调”。每一种疗法都有其操作规范，根据操作规范加以施治，就能达到良好的治疗效果。

壮医针挑与刮痧排毒疗法治疗腰椎间盘突出症经验

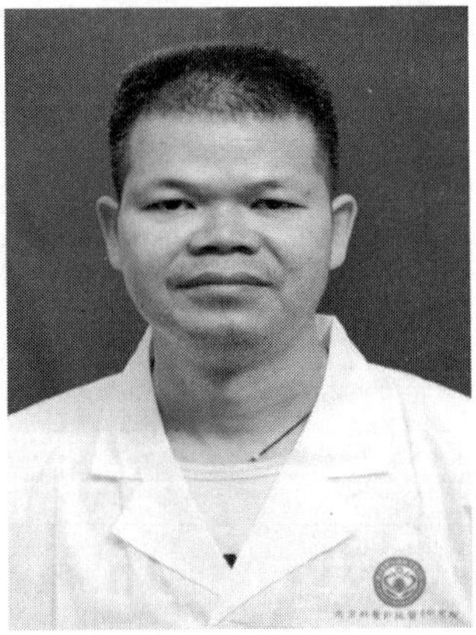

林峰，男，1973年出生，广西桂林人。出身于壮医世家。国际针灸师、中医康复理疗师。自幼跟随长辈学习壮医壮药，致力于壮医药理论研究、临床应用研究以及点穴敷药疗法研究，精通壮医各种外治疗法（针挑、刮痧、拔罐、药线、火疗、药浴等）和点穴敷药疗法。并广拜名师，努力实践，致力于提高自身医学修养。

曾师从广西名中医、广西民族医药研究院临床研究所所长牙廷艺教授学习壮医针挑疗法和壮医理论。在首都国医名师大讲堂跟随中国医学科学院原皮肤病研究所专家、名老中医李定忠教授学习经络环皮部挑治法、经穴磁疗法，系统地研究了内病外治、整体调整、双向调整机制。

一、概述

腰椎间盘突出症是在外力作用下，腰椎间盘纤维环退变或外伤发生裂隙，使髓核等椎间盘组织向正后或后外方膨出或突出，刺激、压迫脊神经根、血管或脊髓等组织，进而导致神经根炎症、神经根营养障碍和传导特性损害，出现以腰痛、坐骨神经痛甚至明显的神经功能障碍为主要症状的病证，是临床常见病、多发病，也是根性坐骨神经损伤最常见的原因。随着人们生活方式及工作方式的改变，该病发病率逐年上升。腰椎间盘突出使患者的生活质量及工作能力都显著下降，给患者与社会带来的问题日益突出。传统中医将腰椎间盘突出症归属于“腰痛”“腰腿痛”范畴，认为其因劳累过度、闪挫跌扑、扭伤经脉，导致腰腿部气血运行不利、气滞血瘀、络脉阻塞所致。本病可因急性损伤和积累性劳损导致腰椎间盘及周围骨与软组织的小错位，产生粘连、疤痕、挛缩，引起纤维环破裂、髓核突出而导致腰腿痛。

二、腰椎间盘突出症的病理分型

根据腰椎间盘突出症髓核突出的位置、程度、方向、退变程度与神经根的关系等，有多种分型方法。掌握腰椎间盘突出症的分型，对于选择治疗方法至关重要，在非手术治疗中，能提高治疗效果，防止发生意外损伤。腰椎间盘突出症按病理分型，可分为退变型、膨出型、突出型、后纵韧带下型、后纵韧带后型和游离型。前三种为未破裂型，约占77%，非手术治疗即可取得满意效果，不良反应小。

腰椎间盘突出症根据症状主要分为腰痛和坐骨神经痛两类。

1. 腰痛

腰椎间盘突出症患者多表现为腰痛，影响到腰背部及患侧臀部，重者伴有坐骨神经痛，而腰痛是最早的症状。腰背痛加上一侧或双侧腿痛是腰椎间盘突出症的典型症状，通常有锐痛、钝痛、持续性或间歇性疼痛描述。

2. 坐骨神经痛

坐骨神经痛是由于神经受到刺激放射至患侧下肢引起的，这种疼痛多表现在股后部、小腿外侧、足跟、足背外侧及拇指，其确切位置由椎间盘突出的节段决定。一般情况下，神经根轻度受压或受刺激引起臀部疼痛，中度受压或受刺激引起股部及小腿疼痛，重度受压或受刺激引起的疼痛可放射至足部，此时压迫或刺激多位于椎间孔处。

三、诊断要点

好发于 20 ～ 50 岁，常有急慢性损伤史，呈放射性坐骨神经痛，一般为单侧疼痛，咳嗽、打喷嚏及弯腰时症状加重，跛行，大多有小腿外侧麻木感、发凉感，所在部位出现肌肉萎缩，腰部僵硬，脊柱侧弯。直腿抬高试验，屈颈、挺腹试验阳性。核磁共振、CT 等有助于该病的诊断与鉴别。

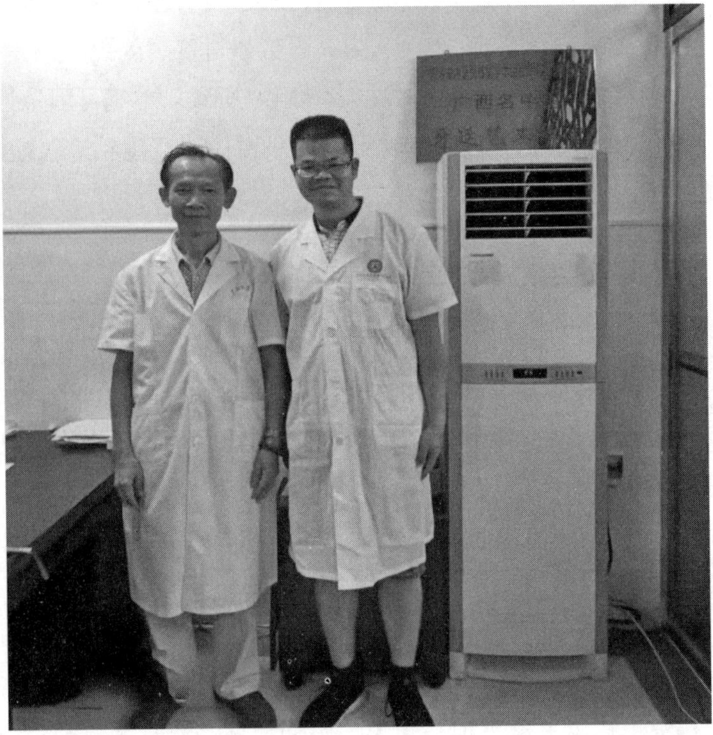

四、壮医外治法

（一）壮医针挑疗法

1. 概述

壮医针挑疗法是用一种特制针或大号缝衣针，根据患者病症选择体表上有关部位或穴位（网结），运用不同手法，挑破浅层皮肤异常点或挑出皮下纤维进行治病的一种简便疗法。此疗法流传于广西壮族地区，是使用甚广的一种古老治病方法，具有取材容易、施治方便、疗效确切、不良反应少等优点，是在壮医医学理论指导下的一种壮族特色治疗方法。

壮医认为，脏腑病变皆与“三道不行、两路不通”直接相关。三道者，谷道（壮语称“条根埃”）、气道（状语称“条西河”）、水道也；两路者，龙路、火路也。两路和三道一起，共同完成协调脏腑气血骨肉的功能。

凡病者，通常表现为谷道、水道、气道功能失调，龙路、火路不畅，导致机体功能紊乱，毒盛体虚。针挑疗法可促进“三道”通畅、“两路”运行正常，使人体恢复正常机能。

2. 治疗机理

（1）疏通“三道”、顺畅“两路”。壮医针挑疗法是通过针挑人体的“龙路”“火路”在体表的网结及筋结，疏通经髓之带，鼓舞正气逐毒外出，调整气血归于平衡，促使疾病转归痊愈和人体正气恢复。

（2）扶正祛邪。扶正，就是扶助抗病能力；祛邪，就是祛除致病因素。针挑疗法是通过皮肤和络脉来治疗疾病的。皮部在外，脏腑在内，经络是其通道，使内外相连，相互影响，相互依赖。针挑疗法在皮部针刺，一可在皮部充分调动卫气的功能，使之充分发挥卫外屏障的作用，以增加人体免疫力和抵抗力；二可通过经络内传脏腑，对脏腑阴阳调节来达到扶正祛邪的目的。

（3）解毒散结、消肿止痛。通过对体表痧疹点进行挑治，达到散结化瘀、消肿止痛、排解邪毒、调和阴阳之功效。

（4）针刺按摩作用。针挑过程中，通过挑提、牵拉、摇摆等方式，实际上是对机体特定部位进行了机械性按摩刺激，同时产生的酸、麻、胀、重感觉，其强度明显高于一般的针刺，这种针刺效应在治疗中将起到重要的作用。

（5）肌肉剥离松解作用。针挑疗法可挑出一些皮内纤维，即把痉挛紧张纤维挑断，使处于紧张状态的韧带、肌肉得以松解。

3. 取穴方法——皮肤异常反应点

（1）斑点：其形如斑，与皮肤相平，形状大小不一，有的如针帽、芝麻，有的连成片，压之多不褪色，无结节、无压痛，颜色有红、黄、蓝、白、黑、褐、紫等，以红、褐、白色为常见，多无光泽。

（2）疹点：形如沙子，凸出表皮，散于皮肤表面，大小如沙子、芝麻，有轻度痒痛感，颜色有红、褐、白三种，压之多不褪色。

（3）孔点：皮肤表面可见细孔样，以毛孔为中心，其中心凹陷，周边有一红圈，中间有一毫毛竖起。

4. 禁忌证

（1）妊娠或哺乳期妇女禁用；

（2）有出血倾向疾病，严重器质性病变如糖尿病、肝硬化腹水、血液病等禁用；

（3）传染性皮肤病、皮肤过敏或溃疡破损处，不宜在患部针挑与刮痧；

（4）肿瘤及不明原因包块，不宜在病灶部位针挑与刮痧；

（5）体质过于虚弱、消瘦的病人禁用针挑与刮痧治疗；

（6）空腹或饱餐后，过度劳累、过度紧张时忌针挑与刮痧治疗；

（7）经期妇女腰骶骨部及腹部均禁用针挑与刮痧；

（8）严重心脏病患者禁刮痧与针挑；

（9）安装心脏起搏器、冠状动脉支架的患者禁刮痧与针挑；

（10）骨折未愈合者禁刮痧与针挑。

（11）婴幼儿禁用针挑疗法。

（二）壮医刮痧排毒疗法

1. 概述

壮医刮痧排毒疗法是在壮医学理论指导下，运用古老、传统的方法进行防病治病的一种特色疗法，其历史悠久、源远流长，集刮痧、点痧、排毒等多种疗法于一体，对临床各科常见病、多发病具有独特的疗效，尤其是对许多疑难病、老年病有意想不到的效果。

2. 治疗机理

（1）通调“三道两路”。壮医认为，“三道两路”是人体内运行、输布气血等维持生命活动物质到全身的生理通道。刮痧排毒疗法通过局部刺激，达到疏通“三道两路”行气止痛的作用。“三道两路”畅通、调节有度，人体之气就能与天地之气保持同步，协调平衡，人体才能达到健康状态。

（2）促进气血运行。壮医认为，气血是濡养人体四肢百骸、五脏六腑的极为重要的营养物质。刮痧排毒疗法通过局部刮痧、拔罐等综合作用，使阻滞之气血通畅，起到鼓舞人体正气、行气活血、化瘀散结、消肿止痛的作用。

（3）调节阴阳平衡。壮医刮痧排毒疗法一方面可以祛除邪毒，另一方面可以调动人体自身的调控机能，增强保护性反应，达到扶正祛邪、平衡阴阳、强身健体的作用。

（4）排解体内邪毒。壮医刮痧排毒疗法通过拔罐后形成的真空负压作用，产生一种较强的吸拔力，作用于局部穴位或病灶上，可将体内的毒物、邪气从皮肤毛孔吸出体外，从而使机体恢复健康状态。

五、临床治疗

1. 治疗前的准备

（1）器具准备

刮痧工具：牛角刮痧板、刮痧油、竹罐（直径 3 ～ 8cm 不等，若干个，置高压锅内煮开消毒后备用）。

针挑工具：7# 一次性针头若干枚，2% 碘酒、75% 酒精、手套、无菌棉球、灭菌橡胶手套等。

（2）详细询问患者以明确临床诊断，确定有无禁忌；根据病情确定穴位或挑点。操作前应严格进行消毒，同时对患者做好解释工作，以解除其恐惧心理，增强其治疗信心，提高治疗效果。

（3）患者宜采取卧位为主进行治疗。

（4）针挑前的消毒对避免针后感染具有决定意义。直接和针挑接触的针盘、镊子等需要先消毒，然后消毒挑针，外以消毒纱布遮盖。医生的手在施术前要用肥皂水洗刷干净或用酒精棉球涂擦后才能持针操作。施针部位皮肤可用 75% 酒精棉球从中心点向外绕圈擦拭。穴位皮肤消毒后，必须保持干净，防止再污染。取针后，针眼处仍需消毒，以防感染。

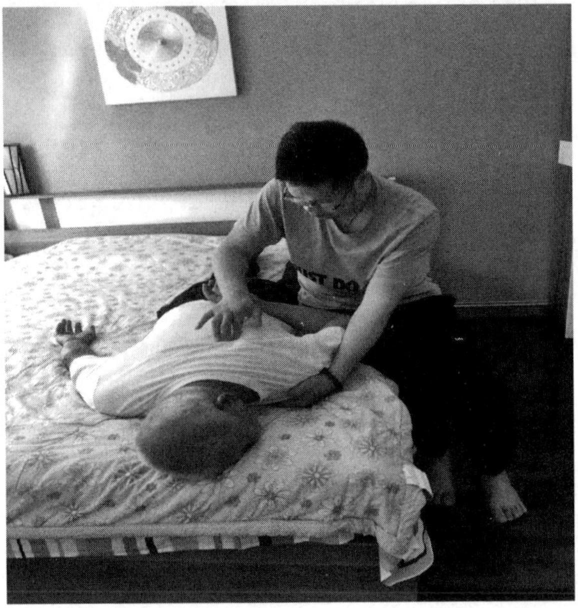

2. 治疗操作

（1）刮痧治疗：将刮痧油均匀地涂抹在刮痧部位，以不滴出为度，手握刮痧板从上到下依次对患者的颈项、夹脊、骶尾、下肢进行刮痧，然后再重点刮环跳、昆仑、承扶、委中、承山、阳陵泉穴等。刮痧时要求遵循由上到下、由轻到重、由近到远、先中间后两边、不得逆刮的原则，以局部感觉发热、刮痧部位出现痧疹和痧斑为度。一般一个部位刮 3 ～ 5 分钟，全身刮一次以 20 ～ 30 分钟为宜。

（2）拔罐排毒：用闪火法拔罐，拔吸力度大小通过火力大小来调节，将拔火罐叩压在刮痧部位上 10 ～ 15 分钟后取罐。

（3）针挑治疗：按次序于腰部反应点、环跳穴、双委中穴、肾俞穴、关元穴等进行针挑治疗。要求施术者精神集中，眼明手快，针挑过程中针体与皮肤表面夹角尽量以最小角度为宜（一般为 15°～ 35°）；持针要稳，用力要均匀，挑得准、挑得轻，不可用力太猛，以患者痛感较轻为宜，同时要根据患者的反应来调整挑针用力程度。每个挑点挑到一定深度，经过 3 ～ 5 次深挑，已无纤维挑出时即表示这一挑点操作完毕，涂碘酒保护后，方可操作下一个挑点。

3. 治疗时间频次

采用刮痧排毒与针挑治疗相结合的方法，每 7 天治疗一次。一般经过 3 ～ 5 次治疗后，可以达到患者的临床症状全部消失，正常生活的目的。

六、病案举例

病例一： 王 ××，女，46 岁，江苏省南通市人，2010 年 2 月初诊。患者腰腿痛两年余，以右下肢明显，症状时轻时重，经过中药治疗疗效不显著。腰部酸胀难忍，不能长时间正常工作。现大腿前部疼痛，小腿外侧至足背麻木。检查：神情自如，腰椎前屈有碍，牵扯下肢，直腿抬高阴性，局部有压痛，外观良好。诊断为腰突症。

治疗经过：先全身刮痧排毒，然后于腰部阿是穴与特定穴位针挑治疗 3 天后，症状大有好转，长时间坐位不酸胀。继续治疗两次，症状消失，一个月后正常上班。

病例二： 刘 ××，女，52 岁，江苏无锡某中学教师，2012 年 12 月初诊。患者腰腿痛一年余。经药物、推拿治疗未见好转。严重时不能正常工作，已病休约一年。腰部症状劳累时加重，伴左下肢麻木疼痛。检查：腰部活动良好，右腰部及臀部有压痛，右小腿外侧麻木，CT 报告：腰 4– 腰 5，腰 5– 骶 1 椎间盘突出，腰椎骨质增生。诊断为腰突症。

治疗经过：全身刮痧排毒，于右委中、右丘墟、右肾俞、右大肠俞、右关元俞采用针挑治疗，7 天一次，共治疗 4 次后诸症消失。

病例三： 张 ××，男，49 岁，上海市青浦区人，2013 年 5 月初诊。患者下肢痉挛、疼痛不适三年余。症状时好时坏，以膝部以上至臀部为主，腰部症状良好，不能久弯腰、走远路，有间歇性跛行，严重时步行不能达 50 米。经中西药、小针刀治疗，疗效一般。检查：拇指背伸，屈肌力良好，无麻木。CT 报告：腰 4– 腰 5 椎间盘突出，骨质增生。诊断为腰突症。

治疗经过：全身刮痧排毒，于腰部阿是穴、左委中、曲池、左上髎、次髎采用针挑治疗，治疗两次后诸症大有好转，6 次治疗后症状全部消失。

病例四：黄××，女，65岁，江苏省昆山市人，2013年6月初诊。患者腰部及左下肢疼痛酸胀，足底有水泡样感觉，咳嗽时前屈有痛一月余，腰痛加重。检查：腰部有轻微压痛，拇指肌力良好。舌红点，薄白苔，舌下络脉较显。诊断为腰突症。

治疗经过：腰部阿是穴与反应点采用针挑治疗，7天一次，第一次治疗后腰痛减轻。4次治疗后腰痛及左下肢痛消失。

病例五：叶××，男，70岁，江苏省启东市人，2014年3月初诊。患者腰部酸沉不舒五年余，天气变化时症状明显，双足跟疼痛，走远路有影响。长期接受推拿治疗，有疗效但不稳定。检查：腰部活动尚可，腰骶部有压痛，直腿抬高阴性，咳嗽不痛。CT报告：腰4–腰5椎间盘突出，轻度骨质增生。舌红边有齿痕，舌下络脉较显。诊断为腰突症。

治疗经过：双委中穴、双上髎穴、双关元穴刮痧排毒，腰部反应点采用针挑治疗，治疗5天后腰部症状好转，第7天、第14天再按上法治疗，20天后症状好转，无酸痛现象。

病例六：何××，58岁，浙江省嘉兴市人，2016年6月初诊。患者腰、右下腿及小腿酸痛，腰部前屈障碍六月余。经针灸推拿十余次，症状时好时坏，咳嗽及翻身腰腿部疼痛加重，活动后有好转。检查：腰及臀部有压痛、腰部前屈时疼痛加重。CT报告：腰4–腰5椎间盘膨出，腰5–骶1椎间盘轻度膨出。诊断为腰突症。

治疗经过：背部刮痧排毒，于阿是穴、反应点、双委中、右关元俞采用针挑治疗，7天一次，3次治疗后症状大有好转，5次治疗后腰痛康复。

病例七：庞××，男，39岁，江苏省南通市人，2018年7月初诊。患者素有腰腿痛史，咳嗽时加重。左小腿外侧疼痛、不能触碰。经药物治疗不显效，腘窝部疼痛明显。检查：腰部活动良好，直腿抬高阳性，咳嗽疼痛。CT报告：腰4–腰5椎间盘突出，腰椎骨质增生，舌红薄苔，有裂纹。诊断为腰突症。

治疗经过：腰背部刮痧排毒，在阿是穴、反应点上采用针挑治疗，7天一次，6次治疗后症状全部消失。

七、心得

用壮医针挑结合刮痧排毒疗法治疗腰椎间盘突出症患者，临床上已有40多例，该疗法简单、安全、有效，患者容易接受。针挑结合刮痧排毒疗法可以有效松解腰部肌肉紧张，使腰椎病理改变反射性引起椎旁肌肉痉挛、缺血疼痛的现象得到改善。人体有很强的自我修复能力，一般腰椎间盘突出症患者治疗后症状并不能很快消失，而是在第3～5天才出现明显好转，以后会逐步好转并且治愈后不复发。

按语： 土家族医药是我国民族医药的重要组成部分。民族医学作为中华民族的优秀文化遗产，曾为中医药的繁荣昌盛作出过不可磨灭的贡献。在长期的生产和生活实践中，土家族形成了自身独特的传统疗法，外治法作为土家族传统疗法的重要组成部分，颇具民族特色，如刮痧法、灌肠法、药浴法等。

土家传统疗法对慢性宫颈炎的有效治疗

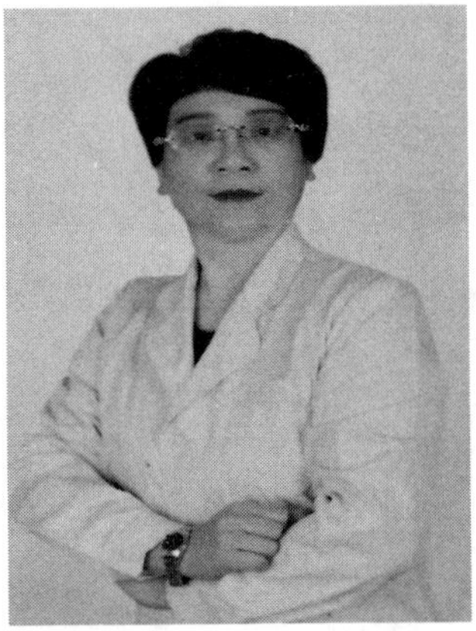

崔琼，毕业于贵州医科大学，妇产科医师，从事妇产科、计划生育工作28年，积累了丰富的临床经验，擅长各种计划生育手术、不孕不育治疗，近年来采用土家传统疗法攻克了很多妇科疑难杂症，深受当地妇科患者爱戴。

一、概述

宫颈炎是妇科常见疾病之一，中医认为其由湿热下注、热湿毒蕴、肝郁、脾胃失和、气血失养所致。人体背部、腰部、臀部、腿部承受寒湿血瘀，产生大量垃圾、寒毒囤积在腰、盆腔、腹股沟、臀部，带脉不畅导致上焦气血和下焦气血运行不畅而致宫颈的防御功能（包括黏膜的免疫、体液的免疫、细胞的免疫）下降，使得病原菌进入生殖道而逆行感染，再加之受宫颈分娩、性交、宫腔操作的损伤，宫颈管壁上皮抗感染能力较差。

宫颈炎是包括宫颈的阴道部的黏膜炎，宫颈阴道部与鳞状上皮是相连的，临床上多见的宫颈炎是宫颈管的黏膜发炎，由于宫颈管黏膜皱襞多，一旦发生感染（如金黄色葡萄球菌、念珠球菌、厌氧菌），一般很难将病原体完全清除，排出体外，久而久之的重复慢性感染，就会引致慢性宫颈炎。如果宫颈炎症得不到及时治疗，会引起生殖道的各种炎症，所以要积极预防以免各类妇科疾病产生。

二、治疗

（一）西医治疗

针对宫颈轻、中、重度三期，一般轻度感染针对细菌病原体外用给药，建议夫妻双方同时治疗为宜；中度、重度感染则采取物理治疗（激光、利普刀、冷冻）等技术。

（二）土家传统治疗

治愈患者1000余例，效果明显，治愈率达85%，复发率低。

1. 外用

土家中草药熏洗坐浴验方：生苦参50g，黄柏30g，白花蛇舌草50g，川楝子20g，地肤子50g，蒲公英（生）50g，土茯苓20g。

阴道给药：生三七粉加霉素软膏直接给药到宫颈糜烂面上，给药5～10次为一个疗程，宫颈糜烂1度至2度基本痊愈。

2. 针灸治疗

取合谷、气海、关元、天枢、带脉、脾俞、肾俞、会阳、风市、阴包、血海、足三里、三阴交、太冲、膻中穴，连续5天为一个疗程，配合艾灸神厥穴一个小时，1～3个疗程痊愈。

3. 放血疗法

宫颈炎伴阴道瘙痒，白带黄稠，如豆渣、味臭且反复发作的，用针刺蠡沟穴，放血20～30ml为宜，每3天一次，连续3次症状消失；宫颈炎伴腰腹酸痛，月经推迟，手足冰凉，配合八髎穴放血，20～30ml为宜，每3天一次，连续3次，效果明显，症状消失。

4. 拔罐刮痧疗法

背部、臀部是腿部六条经络的总汇，也是连接人体的上焦气血和下焦气血运行的桥梁，寒则凝、凝则滞、滞则瘀，用火罐连续拔通背部膀胱经、带脉、臀部至八髎穴，连续 3 天后，刮痧腿部腹股沟 1 次，为一个疗程，休息 1 天继续，3 个疗程症状消失。

5. 土家草药灌肠疗方

方 1：当归 20g，川芎 20g，白芍 20g，熟地黄 20g，甘草 20g，牛膝 10g，白茯苓 20g，桂枝 20g，桃仁 20g，红花 20g，黄柏 20g，川木通 20g。

方 2：当归 20g，泽泻 20g，生地黄 20g，柴胡 20g，黄芩 20g，黄柏 20g，大黄 10g，土茯苓 20g，桂枝 20g，甘草 20g，益母草 20g，白花蛇舌草 20g，蒲公英 20g。

以上任一方熬制成 300ml 汤剂，每次 100ml，连续直肠给药，14 天为一个疗程，一般 1 ～ 2 个疗程症状基本消失。

三、预防

（1）注意平时生活习惯（经期、性生活前后，尽量少去公共浴池，与人共用毛巾、肥皂之类的卫生用品，避免交叉感染）。

（2）宫腔操作后，按医嘱复查，人流、引产后一个月内不能同房。

（3）注意锻炼身体增强免疫功能，减少条件致病菌引起的发病。

（4）经期不要吃寒凉饮食，少穿露腰、露脐装，以免引寒湿入侵。

四、病案举例

病例一：杜 ×，女，35 岁，阴道瘙痒，白带黄稠带血。妇科常规白带检查，白细胞 3 度，红细胞 2 度；阴道镜检查，宫颈糜烂 3 度；腹部 B 超检查，盆腔积液，双侧附件积液，经过 2 个疗程外用、针灸、拔罐、放血治疗，方 1 灌肠治疗，病愈。

病例二：谯 ×，女，50 岁，腰腹酸胀 10 年。妇科常规白带检查，白细胞 4 度，支原体阳性，宫颈肥大，增生明显，经外用、针灸、拔罐、刮痧治疗，方 1 灌肠治疗，1 个疗程症状缓解。

特色诊法篇

按语：癌症的发展是一个渐进的过程，在癌症的初期阶段，人体就处在与癌细胞作斗争的状态之中，会出现许多“征兆”。目前我国的医疗技术水平及经济发展条件还未能实现每人每年进行一次全面身体检查，那该如何发现癌症超早期状态呢？掌纹医学中的掌纹诊病预测技术在癌症超早期或早期发现领域大有用武之地，了解并运用掌纹医学可以在日常生活中指出身体的哪一个部位处于亚健康或癌症超早期状态，以及早发现身体中肿瘤的迹象，防患于未然。

东方掌纹医学——癌症超早期预见与养生

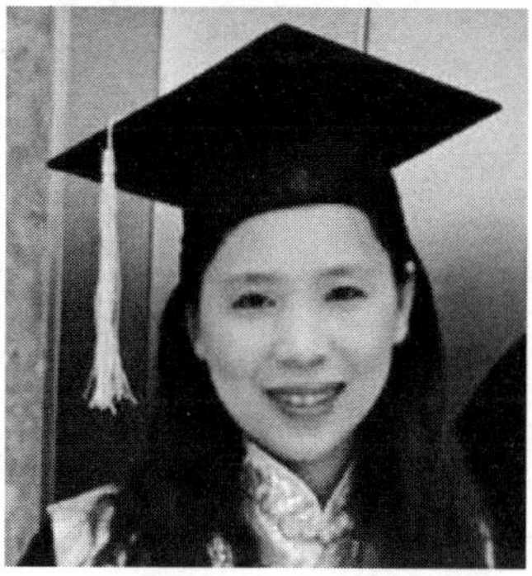

梁素芳，出身中医世家，梁氏掌纹养生传承人，中医养生保健专家梁悦生教授传承人，医学博士、国际执业中医师、国际针灸师。二十几年来专注于临床治病及研究中医养生与掌纹医学，精通梁氏掌纹养生调理治病的独特诊疗技术——掌纹养生、掌纹诊病，尤其擅长女性不孕不育、妇科、男科、心脑血管和肿瘤术后调理。

为了更好地把掌纹医学应用于养生实践，梁素芳先后师从崔秀芳、曹东义、朱南孙、柴松岩、谭源生、王延礼、李佃贵、刘敏如、路志正等教授学习。

一、概述

中国传统医学认为，五脏为人体的中心，人体每一个器官都有自己的生理节奏，通过经络的联系，各脏腑器官与身体表面紧密联系为一个整体。身体的各个系统组织都有着自身有关五脏六腑的机能的表现，因而从身体的任何一个局部都可以获得全身的信息。如人体的面、耳、掌纹、手指、足底等局部的狭小区域，都集中了有关脏腑器官的种种生命信息。因此，当脏腑器官发生病变时，就可以从身体表面的这些信息反映出来，所以可通过观看五官、掌纹、形体、神色等人体的外在变化，掌握脏腑器官的病变，以此作出准确的病情诊断。

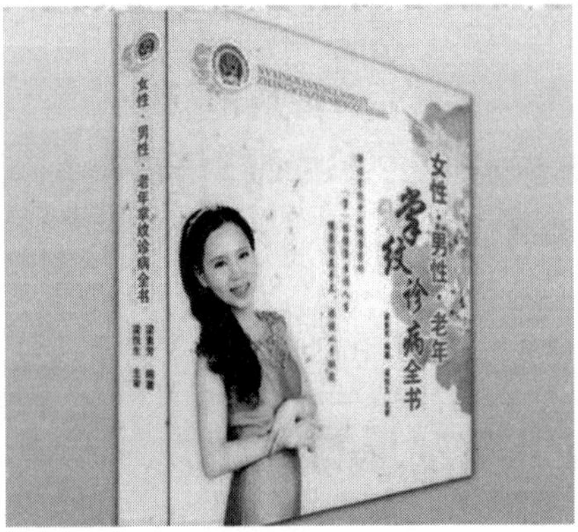

掌纹医学是专门从事人体手掌纹体表特征的研究及掌纹识别在疾病诊断防治中的应用的学科，是一种无痛苦、无损伤、简便易行的医学诊断模式，它不仅适应于维持人类健康的需要，而且可以提高对疾病的早期预见。掌纹医学通过观察、收集脏腑对应的手掌部位上的纹线、色泽的异常变化，及阳性反应物的生成和变化，给予综合分析，来诊断疾病和防治疾病。掌纹的变化不仅可以传达机体病变的信息，同时还能显示遗传的密码及预测今后的健康状况。

掌纹诊病属于中医望诊范畴，是我国传统中医学宝贵遗产的一部分，同时也是中西医理论与实践相互融合的产物。掌纹医学的核心价值就是能够在手掌上提前发现疾病信号，指导人们有针对性地无病防病、有病防变、有病治病。

20 世纪 80 年代，世界卫生组织曾公布 B 超检查的准确率为 47%，且对 0.3cm 以下的结石、肿块还不易检出。尽管随着科学技术的发展，新型的仪器检测精度更高，但在肿瘤还尚未形成团块、结石还处于泥沙状态时，B 超仍然不易检出。而掌纹诊病弥补了 B 超在病变形态学检查上的不足，也填补了其他检测仪器不能发现功能性疾病、某些遗传性疾病以及肿瘤患者对亲代是否有遗传的可能性的空白。在血管弹性减弱尚未硬化、肝细胞损害尚有代偿能力时，患者都可能没有症状和体征，但却可以从手掌上的纹线和色泽变化中收集到异常的病理信息。例如：胆囊炎（胆囊结石）属消化系统疾病，通过观察掌纹能得到准确的诊断，如手上的无名指已经变形，上细下粗，第三指肚形如葫芦，并且在手上的胆一区出现大量的杂纹和塌陷，生命线发生断裂，这些手诊信息均提示出患有严重性胆囊炎并且有切除可能的特征。所以掌纹诊病符合现代医学的早发现、早诊断、早治疗，预见性很强的要求。

手是人体的“全息胚”之一，是身体健康的“晴雨表”，是人体内脏的“温度计”，人体的气血运行状况都可以反映在手这个“显示屏”上。掌纹诊病即是根据人体内外相应的原理，通过观察机体外在的变化，推断内在脏腑组织的生理活动和病理变化。

二、优势

在现代医学中，欧美很多国家都很重视对掌纹与疾病关系的研究。英国科学家从未间断过通过手掌的纹线发现癌基因的研究。掌纹诊病是一门简便、易行、准确、快捷，可以早期发现疾病的诊断技术，能使疾病得到及时治疗，将疾病消灭在萌芽状态，符合中医倡导的诊断技术对人体无痛苦、无损伤的原则。

随着我国传统医学理论的不断发展，掌纹诊病这一学科应运而生，并以其快速、便捷、准确的独到特点，赢得了医务工作者和广大群众的普遍欢迎。掌纹诊病的诊断率非常高，可诊断出一百多种疾病，准确率达到88%，有些疾病甚至达到90%以上，尤其擅长于肿瘤的早期诊断。

三、手诊四季养生

养生长寿与健康保健都是为人类的生命与生活的质量服务，但养生长寿与健康保健也有着一些本质上的区别。简单地讲，养生长寿需要的是生命和生活自然而和谐的同行，追求的是把生命进行理想化的延长；而健康保健仅是为了维持生命不受疾病的折磨而进行的被动性维护工作。

手是养生的一面镜子，也是养生的指导老师，手的信息是客观存在的。掌纹养生保健能加强手诊结果与养生保健的紧密结合，完善掌纹医学体系，促进手与健康的息息相关，心手相连的人文内涵。通过手诊可以在一年四季中做到养生。

春季养生：在风和日丽的阳春三月，以手指当作木梳，梳理自己的头发，从而调畅肝气，顺应肝主升发，达到滋肾阴之气，将其静静地藏于肝木之中；用手掌来搓洗面部，可以促进气血循环，调节心神；两手互相按摩手背，可以帮助肺气固护卫表，从而抵御外邪的侵袭。

夏季养生：在炎炎盛夏来临之季，用手拍打胸部，可以清热泻火，分散胸部的郁气，从而安神定志，有利于睡眠；用手掌蘸热水搓洗全身，可以清除身体代谢的垃圾废物，通经活络，通利百脉；用推拿揉的方法来进行手背按摩，可以达到通经、活络、祛湿的效果。

秋季养生：在秋天转凉时，用手掌捂住腹部来固护体内的元气，能起到平肝潜阳的效果；双手互相对握，可收缩精气、安魂定魂；双手互相拍打手背，可达到滋阴、益气、养阴的效果。

冬季养生：在冬天比较冷时，常用手指按摩腰部，可以温阳固肾、益精补脑；用手掌经常拍打足底，阴阳产生震动，可使阴精化气；经常对手背采取保温的措施，可以防御寒邪、湿邪的入侵。

四、预防保健

（1）饮食清淡，多吃营养丰富食物、多吃绿色蔬菜、多吃化痰食物。

（2）多吃补心补脑的食物，如百合、莲子、核桃、芝麻等。

（3）多吃增强机体免疫力的食物，如大枣、香菇、灵芝、人参、黄芪、牛奶、香菜、鸡蛋、橙子等。

（4）合理运动，提高机体免疫力。

（5）保持精神愉快、心情舒畅，遇到不舒心的事要冷静对待、妥善处置，切忌情绪急躁、烦恼不安。

五、手掌养生线

“养生”是一个永恒的话题，如今关注养生的人越来越多，如何通过观察自己的掌纹判断体质的强弱；如何通过改变生活习惯或者通过食物的调理改变病理的掌纹，是我们共同关注的内容。那么手掌上哪几条线和日常养生的关系最密切呢？

中医认为生命的根本是源于“先天”的遗传和“后天”的培养，同时还和机体对于环境的免疫力及适应力有关。所以，手掌上和“先天”“后天”以及“免疫”有关的纹线，当然就和日常的养生关系最为密切了。

（一）掌纹与“后天之本”——脾胃养生障碍线

1. 概述

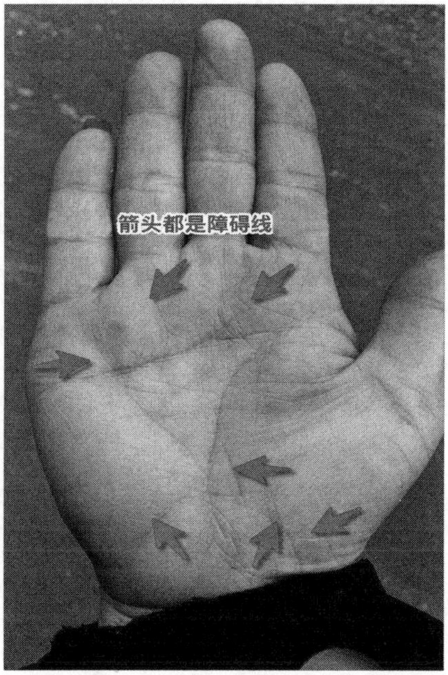

手掌上有一条“生命线”，但真正和疲劳、精力不足有关的是在生命线上出现大量的障碍线，只有这时生命线才与“生命”发生关系，才能体现生命线的意义。长期生活不规律、熬夜、情绪焦躁的人，手掌上的障碍线就特别多，而且主要集中在生命线上。当这种不好的生活习惯得到纠正后，障碍线就会减少或消失。所有横切手掌上各主线或某些辅线的不正常纹线都可称为障碍线，其位置往往不固定。当障碍线细、短、浅，其病理意义不大，而超过 1cm 时临床意义就很大。当手上出现大量障碍线，提示身体过度疲劳，机体抵抗力明显下降，常见于高热后、重病恢复期及患消耗性疾病时。

从“养生”的角度看，只要是在生命线上出现大量的障碍线，就表示患者出现全面的体质下降，这时的调整一定要时时顾及“先天之本”——脾胃。如果病人的体质持续下降，障碍线就会向智慧线发展，也就是说，脾不主运化导致了“血虚”。这时的治疗还要顾及补血。如果障碍线大量侵入感情线，表示脾的气血虚弱已经影响到肺气，“土不生金”“中焦不运”导致“上焦气虚”。这时，在“补中益气”的同时就要大补肺气了。所以，若要正确通过调养气血来养生，判断障碍线出现在各个主线上的位置最为关键。

2. 预防保健

（1）障碍线切过感情线的调理方法：饮食清淡，多吃高蛋白、营养丰富食物，多吃绿色蔬菜，多吃化痰食物；少吃或不吃海鲜、黄鱼、带鱼等，戒酒。

（2）障碍线切过智慧线的调理方法：多吃补心补脑的食物，如百合、莲子、核桃、芝麻等。

（3）障碍线切过生命线的调理方法：多吃增强机体免疫力的食物，如大枣、香菇、灵芝、人参、黄芪、牛奶、香菜、鸡蛋、橙子等。

（二）掌纹与免疫系统养生——过敏线

1. 概述

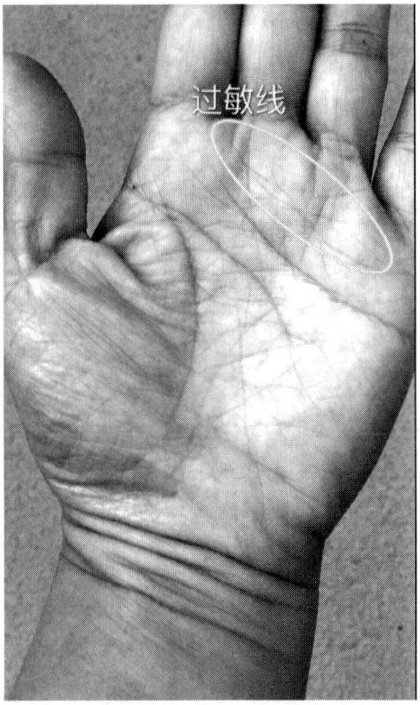

从养生的观点出发，不光要调整“先天之本”和“后天之本”，还要有适应环境的能力。“环境”不光指生活的自然环境，也包括心理环境。人体有很强的环境适应能力，医学发现这种适应能力是由免疫系统操控的，所以免疫系统的强弱直接关系到生存的质量。从掌纹上观察免疫系统的功能主要是看生命线，如果免疫系统出现异常，就会在掌纹上出现一条金星线（也叫过敏线）。也就是说，每个人都有生命线，表示免疫功能的存在，但并不是每个人都会出现金星线。如果出现金星线，就表示你的免疫系统出现异常的情况了，必须进行调整。临床发现：过敏体质出现金星线的概率最高，如肝损害、中毒、药瘾、放射性损害（长期坐在计算机前工作）等都是导致金星线出现的原因。所以，不论什么疾病，不论疾病轻重与否，只要伴有金星线的出现，就必须在治疗的同时考虑到对于免疫系统的保护。临床上经常发现，有金星线的人大多无身体不适。但如果出现金星线，一定要格外注意保护自己的免疫功能。特别提醒，有金星线的人，服用激素类药物的效果常常不明显，且容易产生药物依赖。如果是肿瘤采用放、化疗时出现金星线，常常提示肿瘤的转移。所以谈到养生，万万不能忽视了金星线。

2. 预防保健

（1）预防保健：合理运动，提高机体免疫力。

（2）饮食保健：大豆、全麦、洋葱、西红柿、葡萄、牡蛎等。

（3）中药保健：黄柏、紫草、防风、黄芪、炙甘草等。

六、病案举例

病例一：33 岁，男性。

掌纹特征：皮肤色黄、干枯，竹节型手，劳宫处有突起，胃区有黄青暗斑，具备癌症证型纹线与色质改变。

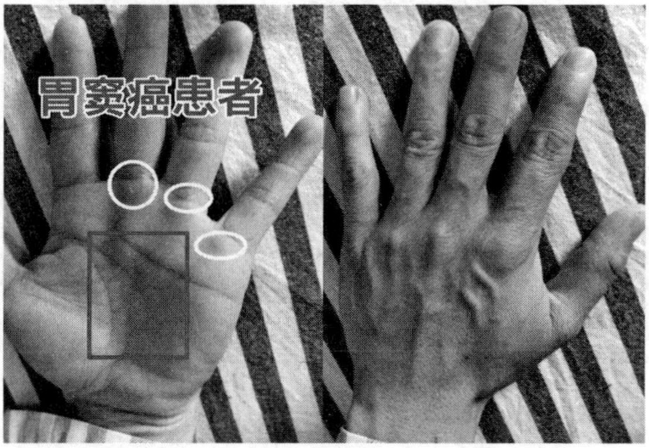

西医与掌纹诊断核实结果：胃窦癌患者。

中医内外结合调理：多吃抗癌食物，如大蒜、大豆、猴头菇、苹果、香菇、猕猴桃、西红柿、山竹、无花果等，药食同源的灵芝、黄芪、大枣、冬虫夏草、人参、绞股蓝等。增强机体免疫力、保持心情愉快，配合医生治疗，多运动增强体质。

病例二：30 岁，女性，结婚 6 年，一直未怀孕，在不孕专科已连续治疗 3 年，毫无结果。

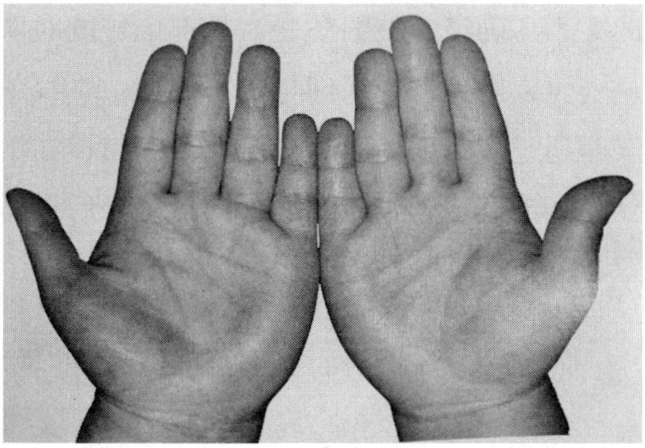

掌纹特征：掌纹中性线很短，小指短小，提示不孕症。

经过观察掌纹及小指发现是幼稚子宫，没有生育的可能，建议进一步检查，西医检查结果证实是子宫发育不良，没有生育能力。

病例三：40 岁，女性。

掌纹特征：掌纹智慧线平直，尾端三角纹，玉柱线上呈丰字型，右手肝区纹理杂乱，食指近节端红点相间，纵纹较多，左手有过敏线及金星线。

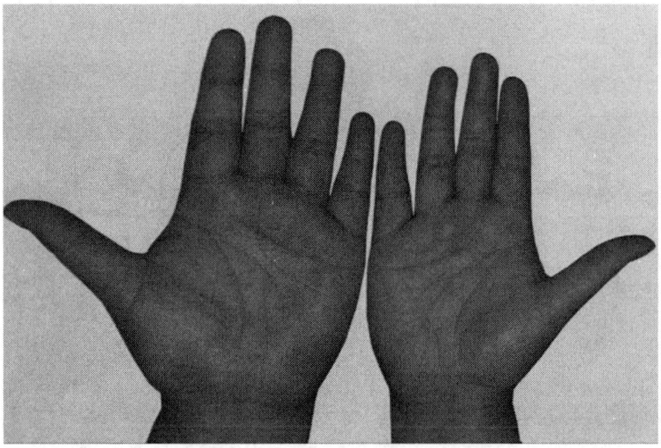

综合诊断为肝区不适，失眠，头痛。推荐病人通过药食同源的方法治疗，选用中药方为川芎茶调散和逍遥散，以及外治法（具体操作方法为：选用白芷、川芎（研细末）、生石膏粉各 3g，加适量冰片共拌均匀，分三等份备用。用水拌成糊状，取一份放在肚脐上，用胶布固定即可）。病人服用一个疗程约三十天后，至今未见复发。

七、心得

二十多年的临床和科研实践，验证了百余种疾病的发生、发展与掌纹变化的关系，确定了脏腑病变在掌部区域的对应位置及变化。通过掌纹不但可以诊病还可以做到自我保健与预防疾病。掌纹怎样全息地反映着人体的状况，疾病又是通过什么途径引起掌纹变化，怎样在手掌上进行治疗来消除病症，从而达到防病治病、延年益寿的目的，是今后仍需继续探索的课题。

心得感悟篇

用心感悟中医，用行动传播中医。

浅谈针药结合治疗中风、心梗、小儿常见病的心得体会

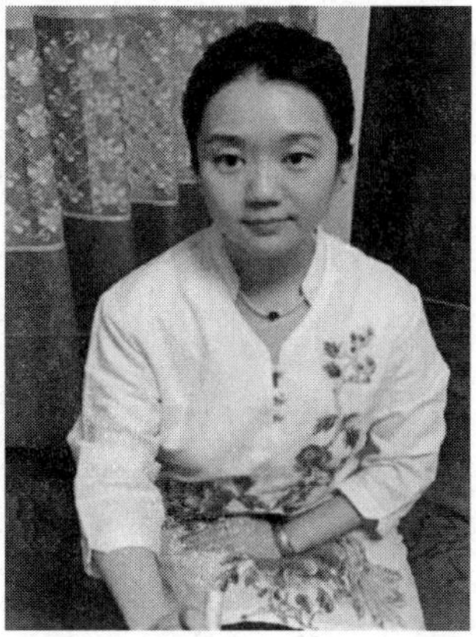

宋平，女，汉族，生于1982年，山东菏泽人。自幼耳闻目睹家人用传统中医方法为求助者解除病痛，长大后也发奋学习医治疑难杂症之法，并在济南、烟台、北京等地求学于名师，致力于修习、发扬传统中医的理论和临床研究。

年幼时看到姥姥根据各种食物的寒、热、温、凉之性，春生、夏长、秋收、冬藏的四季变化和身体阴阳之偏颇为家人调整饮食，家人有点小病小痛，便用艾灸或针刺穴位疏通经络，在肚脐贴敷膏药补益脾胃，很快便能好转，从来不用打针、输液，吃抗生素。为了发扬《黄帝内经》"治未病"之理念，宋大夫愿将家传和十几载个人所学心得与同道及有缘人分享。

一、中风

（一）概述

中医认为，阴阳失调，邪气侵袭，正气不足易中风邪。简单来说，中风是由于风邪侵入机体内，痰湿阻塞经络及气滞血瘀三方面病理共同作用而致病，以猝然昏仆不省人事，或突发口眼歪斜、半身不遂、舌强不利、智力障碍为主要特征。

中风恢复期以经脉痹阻、气血滞涩为主。气为血之帅，血为气之母，气行

则血行，气滞则血瘀。气虚血瘀者，当以益气活血，可用补阳还五汤治之；血虚生风者，当本着“治风先治血、血行风自灭”的原则，采用活血祛风通络之法。中风患者均有不同程度的痰瘀互阻征象，治以豁痰化瘀之品，如丹参、桃仁、大黄、瓜蒌具有疏通经络之力。

中风后，若邪在经、在脉、在络，就是经一两年也可医治。如果病邪入腑入脏已半身不遂，不能言语超过一个月，再寻医治为时已晚。因此要有治未病的理念，未雨绸缪，不可大意。

（二）治疗

对于出现意识丧失、昏迷等症状的中风患者，可通过放血疗法进行急救。放血疗法是中医的传统疗法之一，是指在患者的手指末端或耳尖放血，具有醒神开窍的作用。首先让患者平躺于地上，解开其颈部扣子，然后采用经消毒处理的放血针等进行放血，要注意避免感染。《乾坤生意》中有关初中风急救针法云：“凡中风跌倒，卒暴昏沉……急以三棱针刺手十二井穴，当去恶血……乃起死回生妙诀。”《古今医鉴》也指出“一切初中风、中气昏倒不知人事……急以三棱针刺手中指甲角十二井穴，将去恶血”。

注：中风患者经急救苏醒后要及时送医，切不可延误病情。

（三）病案举例

李×，男，66岁，2014年5月15日初诊。其夫人说李某以前身体很好，年轻时还是篮球队主力，身高一米九。因工作原因住在山上，风大潮湿，饮食没有规律，饮酒无度，易怒，一年半后突然昏倒，出院后仍觉身倦乏力，少气懒言，不思饮食，右臂麻木，抬举受限，走路时腰背不能挺直，右脚拖地，行走缓慢。有次出门还迷路找不回家了。观其面色苍白，皮肤粗糙，目无神采，舌淡暗，有紫斑，脉微而数。整个人侧靠在沙发里，弯着腰不愿多言。拍照发现其背部右半边整体下斜与左肩不平。

辨证为气虚血瘀。分别为其配药、施针、艾灸以疏通经络，活血化瘀，补益气血。

配方：当归、黄芪、川芎、党参、熟地黄、桂枝、甘草、荆芥、防风、白芍、白术、茯苓。

方解：因患者表寒里虚，所以解表祛风加补虚之药。黄芪可大补脾胃之元气，使气旺以促血行，祛瘀而不伤正，并助诸药之力；白术、茯苓补脾虚；甘草、桂枝补中气；当归、党参、熟地黄补气补血；川芎能使所补之血通达全身四肢关节；防风解表，助荆芥解风之效。

选中风七穴肩髃、曲池、外关、环跳、风市、阳陵泉、风府，加至阳、筋缩、命门、肾俞；加灸督脉、神阙、足三里（常灸可预防二次中风）。

施针手法和穴位：下针先补健侧后泻患侧，留针30分钟。

嘱咐：48小时内不可洗澡，避风寒。嘱其在家用手工熬制药油疏通经络辅助调养。清淡饮食，合理作息。

戒：怒，鱼、肉、大蒜等五荤。

一周后复诊，心情大悦，食欲渐增，自感气血回升，身轻愉悦。再拍照片右肩已提升和左肩平齐。后又根据情况辨证加减药物和穴位。调理两个月后自行复诊：手臂、腿脚灵活有力。三个月后带来颈动脉彩超和血流变等检查报告，各项指标趋于正常，颈动脉斑块变小。又继续调理三个疗程。

二、心梗

（一）概述

近年经常会看到年轻人因心梗猝死的报道。有数据统计，青年人急性心肌梗死发病率占全部冠心病病人总数的3%～10%，发病率有所升高。25岁以上人群发病率逐年上升，特别是35～44岁人群发病率上升幅度最大。45岁以下人群急性心肌梗死占全部急性心肌梗死患者的16%。

西医认为冠状动脉是给心脏提供养分的动脉，若冠状动脉发生急性、持续性缺血缺氧，导致心肌坏死，就引发急性心肌梗死。急性心梗发病前，患者往往有乏力、胸部不适，活动后心悸、气急、烦躁、心绞痛等症状；临床表现为持久的胸骨后剧烈疼痛、发热、白细胞计数和心肌坏死标记物增高以及心电图进行性改变等，可伴发心律失常、休克，心力衰竭，严重的甚至会危及生命。

中医认为急性心梗属于“胸痹”“心悸”“真心痛”范畴，病位在心，由于阳气不足、七情内伤、气滞血瘀、过食肥甘、劳倦伤脾、寒湿侵袭、血脉凝滞等原因，导致心脉闭阻不通，出现心胸疼痛（心绞痛），严重者还会出现部分心脉突然闭塞，气血运行中断，危及生命。

（二）治疗

心主血脉。心血不足，心失所养则心悸、气短、不安。故以养元气为主，补虚固本为治疗大法。中医认为“阳本乎阴，心本乎肾”。肾为元阴元阳所寄之处。肾之阴阳为五脏阴阳之根本，同样为心阴心阳之化源，临证心阴心阳亏损明显者多肾亏。中医治疗理念为全面调理。如果一条血管堵了做个支架，继续以往的不良生活方式，而不是补气血，调理五脏，清除体内毒素垃圾，健康作息、饮食，调养情志，其他血管受损也只是时间问题。

（三）病案举例

张×，男，63岁，2016年5月17日初诊。主诉半个月前发病，医院确诊为心梗，但因身体太虚无法手术，约定一个月后去做支架。因其第四十多岁已经陆续做了四个支架还是会心绞痛，所以张某想用中医的方法治疗。现在每天心前区疼痛间歇发作，胸闷烦躁，疲惫乏力，动则汗出，舌红、苔薄白，脉沉细。

中医辨证属心气不足，心阳缺损，心志不宁，心脉痹阻，本虚标实。治以益心气，补心阳，养心阴。

治疗一周后复诊：心前区疼痛消失，愿意干些简单家务，烦躁汗出亦除，脉沉细，舌质红好转。续以固本化瘀、益气养阴法。

处方：党参、赤芍、玉竹、丹参、砂仁、灵芝、淫羊藿、郁金、乳香、延胡索、当归、川芎、炙甘草、红参、鳖甲，上方多次加减服至病症基本治愈。三个月后医院检查报告中很多指标趋于正常。后继续坚持中医养生。因不方便针灸，嘱其在家艾灸，并用手工熬制药油疏通心、肾、肝胆、膀胱等经络；保持清淡低盐饮食、乐观心态。

三、小儿常见病

（一）发热：宝宝手心热或头身热

（1）双手拇指按住宝宝双脉，脉轻按多重按少，重按比轻按无力，为中气虚，相火不降。切忌寒凉药、发散消导药，养中气就好。

（2）脉轻按少重按多，重按无力，即中虚。中虚而肝胆火不降所以头身热，中虚而手厥阴心包经相火不降所以手心热。

（3）宝宝发热抽搐者用四豆饮为最善之法。取黄豆二十粒，黑豆、绿豆、白饭豆各十五粒煮汤服。豆不可炒，炒则补不能清热。多加水煮烂，取浓汤，即服，不可放冰箱或隔夜，否则变性。白饭豆利尿，尿长忌用。

（4）脉重按比轻按有力，即内热积食发热。中虚，相火不降者，用冰糖、白糖和黄豆数十粒煮水，肝、胆、心包经火降热自退：积食者，用淡豆豉数十粒煮水服。如舌有黄苔，口气臭，积食较重者，可多加淡豆豉煮水。宝宝脾胃虚弱，不可用槟榔、山楂等力大之品。

（二）大小便问题

（1）凡治小儿首先问大小便。宝宝小便忽然少了是脾湿、中气虚的表现。要燥湿补脾补中气，山药、扁豆最好。如小便短少大便泻而发热是脾虚，用山药、扁豆各 3 ～ 6g，补脾和中，利尿燥湿，发热自去。如宝宝积食、嗳酸、胃逆生热可用白糖 10g，茶叶 2g 泡服，运化胃气、清热消积即可，小儿脾胃娇嫩不可用山楂等药。受寒积食者可用热毛巾搓热肩胛骨中间脊椎两旁，用左升右降的方法。脊椎系五脏、血脉、营卫升降中枢，疏通营卫，血脉运行，受寒、积食自愈。须保暖避风！

（2）小儿半夜大便属阴液不足，最伤元气。宜用鸭蛋调匀蒸熟，食之养阴。药食同源食物不像中药力重，对宝宝没有大的伤害，所以山药、扁豆、黄豆、白糖、淡豆豉都应是家中常备之宝。

（3）大小便欲解即下、全忍不住是木热中虚，并非虚寒，若温补必加重。

（4）小儿大便秘结，青菜或红薯加黑豆熬浓汤滋润。蓖麻油、生蜂蜜皆败胃气，忌用。

（三）小儿出疹

（1）出疹时每日吃 3 ～ 5g 葡萄干，1 岁以下的宝宝可以用葡萄干泡水喝。温补肝肾最保平安，七日可痊愈。

（2）出疹时须避风，宝宝虽发热但不可用凉药伤脾胃，亦不可用白木耳、鱼肝油、牛奶、鸡蛋等动阳之品。

（3）麻疹愈后咳嗽，可用黄豆60粒煮白菜心一个服之，可清热凉血养中气，疹后扫毒最妙。

备注：前面案例中各味中药没有写具体配比克数。因中医辨证一人一方，不可照搬。需明疾病之根源，调养之理念。人体健康是一个整体系统，环境、饮食、情志、运动、睡眠、营养、保健皆对健康有影响，医药救治处于最后的末医阶段，切勿头痛医头、脚痛医脚，不顾整体情况一概而论。中药加减还需有专业人士辅助。

浅谈自学中医心得

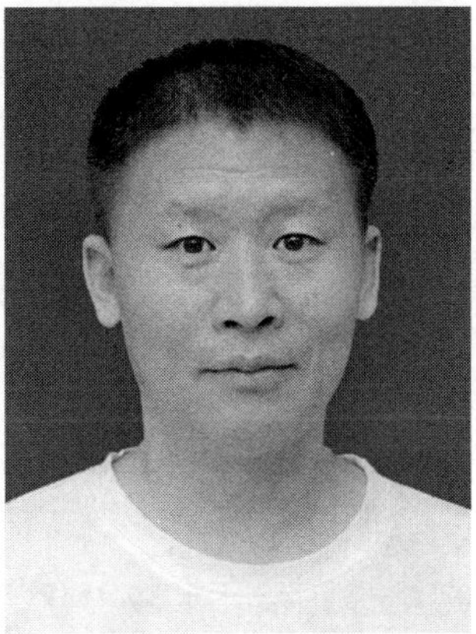

侯成全，唐山市滦县人。自幼爱好传统文化，为日后努力钻研治疗疑难杂病的实用中医技术打下坚实的基础。在临床工作中积累经验，勤学上进，做事认真，深受患者的好评。

中医方法实用有效。千里之行，始于足下。一药一方运用合理，诊断明确不失其机，首列阴阳，一分为二，上下、升降、寒热、虚实、迟数，各归其所。升降协调，不虚不实，气血运行无滞是为无病。《周易》云：阴阳者天地之道，万物之纲纪。中医驭简驾繁，以阴阳对应人体的气血虚实，运用中药方剂，以中药的四气五味特性相结合，思路清晰，诊断明确。大道至简，亦有阴阳五行生克、气数盛衰的痕迹。

中医源自“上古三学”医、相、卜，吸收借鉴了行象、气术、阴阳五行、数术变化的理论，从外形到精气神的行动作用，运用简单相术理论的记数方法易学易懂，于少演多的规律一脉相承。

《黄帝内经》曰：阴阳者，天地之道也，万物之纲纪，变化之父母，生杀之本始，神明之府也。治病必求于本，故积阳为天，积阴为地。治病求本必先得知阴阳的虚实，不能有误差，方为治疗的根本，方能得时机、对症治疗。

脉何以知脏腑之病也？然：数者腑也，迟者脏也。数即有热，迟即生寒。诸阳为热，诸阴为寒。故别知脏腑之病也（腑者阳，故其脉数；脏者阴，故其脉迟。阳行迟，病则数；阴行疾，病凡迟）。

脉来浮大者，此为肺脉也。脉来沉滑如石，肾脉也。脉来如弓弦者，肝脉也。脉来疾去迟，心脉也。脉来当见而不见为病。病有深浅，但当知如何受邪。

阴阳协调，就是阴阳消长推动人体平衡协调。各种致病因素作用于人体后，使机体阴平阳秘的局面遭到破坏，出现阴阳偏盛、阴阳偏衰的偏颇，甚至发展成亡阴、亡阳、阴阳格局。阴与阳之间相互制约、相互转化，保持动态平衡，是人体健康的基本条件，而阴阳失调则是对人体各种病变机理的高度概括。

阴阳失调的表现形式主要有两种。

阴阳偏盛，是指“邪气盛则实”的实证。如感受温热阳邪，或虽感受阴邪但从阳化热，或各种邪气郁而化热，表现出热、动、燥为特点的症状，即称为“阳偏胜”；如感受寒湿阴邪，或过食生冷，寒滞中阻，表现出寒、静、温为特点的症状，即称为“阴偏胜”。阴阳偏盛，都是用祛邪的方法来调整其偏盛的阴阳。

阴阳偏衰，是指“精气夺则虚”的虚证。如先天禀赋不足或后天失养，表现出虚、寒、水液不化为特点的症状，即称为“阳偏衰”；如阳邪伤阴，或久病伤阴，表现出虚、热，滋养、宁静功能减退为特点的症状，称为“阴偏衰”。阴阳偏衰，都是用扶正的方法来予以调整。

平衡气血，调和阴阳。不管是用中药还是用针灸纠正人体阴阳气血平衡，使其保持一定的平衡，就是治疗。用中药调和气血、平衡阴阳的方法无外乎四气五味：辛甘为阳升浮主，酸苦咸味沉降阴。它指出辛甘属阳性，向上升，酸苦咸味属阴性，向下降。升降浮沉就是利用药性药味，在治疗上非常关键，是纠正气血阴阳的关键。

用中药纠正气血阴阳是非常便利的。如患者出现恶心、呕吐、心口不适，号脉后发现脉相浮、滑、紧，滋阴或者养血就可以把这些浮阳外溢、阳气外浮的脉相纠正过来。道理很简单，脉浮、紧多为阳，用养血的方法为阴，把阳外溢的现象用阴来纠正，阴阳平衡了就为治疗。例如用针，如患者出现头晕恶心、脉相浮紧，直接针阴经，可以在腿上起针，例如取阴泉、太冲、心间、后膝这些阴经的穴都是有效的，即滋阴把阳气收敛回来，这也是调和气血阴阳的简单方法，即根据脉相浮沉还有迟数采用对应的方法。针灸治病和中药治病略微有些不同，浮阳外溢的现象既可以用解表的方法，也可以用通经络的方法。病患处的经络通了，病患脏腑相应的经络通了，脏腑的病就可以治愈，经络所通过的部位也可以治愈了。

牢记阴阳辨证。阴阳是中医治疗、调理、用药、保健及诸多运用的总纲，在诊断、用药、行针上，若是能把阴阳辨证把握住，治疗少有差误。例如诊断，四诊都离不开阴阳。望诊：红、黄、润泽、鲜明为阳；晦暗、黑、白、灰、无润为阴。脉诊：以八大脉统领诸脉，也是主要体现阴阳。浮、沉、迟、数、滑、涩、稀、湿，各集四阴四阳，浮者为阳，沉者为阴，迟者为阴，数者为阳，滑者为阳，涩者为阴，稀者为阴，湿者为阳。闻诊：清香淡雅为阳，重浊厚臭、浊味为阴。四气功能也和闻诊相对应。四气功能中体现的是：辛甘为阳，香味淡雅为浮阳，沉指的是咸、苦、酸、浊，这些都为阴。主热的、升火的都为阳性，寒的、体现重浊的都为阴性。问诊中也能体现阴阳，问问是热还是走上窍，比如说头面如何？问二便都为阴：问大便是不是畅通，小便快利不快利，就是问的患者重浊下降如何，体现的都是阴阳辨证。阴阳是非常重要的，不管是在哪个环节，所谓的失之毫厘，谬以千里，就是阴阳运用没把握住，用反了，就是千里之外；用准了，就是一击即中，因为它是万事万物平衡的纲领。

从古至今，上古三学的重中之重就是阴阳的辨证，阴阳运用得法就是正确的，阴阳运用不得法就是失败的，所以不管是在中医的任何环节运用阴阳不得有差误，它是重中之重，纲领中的纲领。如一个传说：神医在路上走，看见一个出殡队伍，神医发现棺材里竟然淌出血来。阳为血性，血能流动，说明死者气血尚未竭尽。根据这个线索，神医追上前去，把出殡的队伍拦下来，问明情况，原来死者是一名产妇，因产后失血过多，没了气息，家人认为产妇已经死亡，但神医认为产妇并未死亡，让家人打开棺材，神医诊脉后，发现产妇还有脉，只是因产后出血过多，脉相微弱，出现了假死现象。失血的原因就是气虚，神医巧妙地运用了回阴导阳的方法，用针刺人中、百会，把阳气给导回来，大概一刻钟工夫，人们就发现“死亡的”产妇活了过来。其实神医也是平常的人，只是通过细节发现了气血阴阳的虚实，于是给后人留下了神医的传说。

历代名医无不是以阴阳辨证为第一关，才有了所谓的回阳救逆、起死回生的医术。阴阳是中医辨证纲领中的总纲领，是最基本的纲领，是非常重要的。